Natur versus
Chemie

1. Auflage Dezember 2010

Copyright © 2010 bei
Kopp Verlag, Pfeiferstraße 52, D-72108 Rottenburg

Umschlaggestaltung: Peter Hofstätter/Angewandte Grafik
Satz und Layout: Agentur Pegasus, Zella-Mehlis
Druck und Bindung: CPI – Clausen & Bosse, Leck

ISBN 978-3-942016-53-7

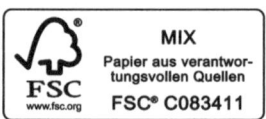

Gerne senden wir Ihnen unser Verlagsverzeichnis
Kopp Verlag
Pfeiferstraße 52
D-72108 Rottenburg
E-Mail: info@kopp-verlag.de
Tel.: (0 74 72) 98 06-0
Fax: (0 74 72) 98 06-11

Unser Buchprogramm finden Sie auch im Internet unter:
www.kopp-verlag.de

Georg Salcher

Natur versus Chemie

Die 150 am häufigsten verordneten Medikamente und ihre natürlichen Alternativen

KOPP VERLAG

Inhalt

Über dieses Buch
und weshalb es da ist

Es gibt keine Zufälle im Leben. Wenn man sein eigenes Leben und das der Menschen in seiner Umgebung etwas genauer betrachtet, merkt man: So viele Dinge passieren zur richtigen Zeit am richtigen Ort, dass sie einfach kein Zufall sein können.

So auch meine Rolle als Autor dieses Buchs: Irgendwann musste ich es einfach schreiben. Ich habe mich während der vergangenen 20 Jahre in allen, oder fast allen, Sparten der Medizin betätigt und glaube, dass ich auf diesem Gebiet beinahe alles gesehen habe, was man sehen kann. In manchen Fällen sogar mehr, als ich sehen wollte.

Ich bin anfangs als Marketingberater für die internationale Pharmaindustrie tätig gewesen und im Laufe der Zeit in das Geschäft mit alternativen und komplementären Heilmitteln hinein»gerutscht«.

Ich war an dem lawinenartigen Erfolg der Magnetfeldtherapie in den 1990er-Jahren maßgeblich beteiligt, habe alle möglichen Arten von Nahrungsergänzungsmitteln beworben, aus Kombinationen von alten Therapien neue entwickelt, an wissenschaftlichen Studien mitgewirkt, einige medizinische Bücher im eigenen Namen und einige mehr als Ghostwriter verfasst.

Ich habe sowohl Pharmamanager als auch Vertreter der Alternativmedizin kennengelernt, die dem Druck des Geschäfts nicht gewachsen waren und letztlich Selbstmord verübt haben. Ich habe Menschen getroffen, die ohne erkennbare Mühe vom Verkauf von Katzenfellen oder Lebensversicherungen in den Vertrieb neuartiger Medizinprodukte übergewechselt sind und binnen kurzer Zeit in ihrem Fach hoch angesehen waren.

Ich habe auf beiden Seiten der Medizin, der Schulmedizin und der komplementären, gute und schlechte Menschen kennengelernt, Idealisten und Egoisten, Tüchtige und Unfähige, Scharlatane und Visionäre.

Ich habe viel Literatur über klassische medizinische Themen, komplementäre Medizin und Naturheilkunde gelesen, ein wenig habe ich auch selbst darüber geschrieben.

Im Laufe der Jahre ist mir immer mehr bewusst geworden, dass es zwar für beide Sparten der Medizin ein Überangebot an Literatur gibt, aber eigentlich noch niemand ein Werk in Form eines »Bindegliedes« angeboten hat, das die Schnittpunkte, Verbindungen und Parallelitäten zwischen traditioneller und naturheilkundlicher Medizin beschreibt.

Und so habe ich einfach angefangen, das Material dafür selbst zusammenzutragen und dieses Buch zu schreiben.

Bekannter Inhalt, neue Struktur

Ich bin vollkommen davon überzeugt, dass dieses Buch für alle Menschen wichtig ist; vor allem natürlich für diejenigen, die sich bewusst Gedanken über ihre Gesundheit, ihren Körper und ihre Lebensweise machen und nicht einfach im Schadensfall ihren Körper dem Arzt überlassen, so wie man ein Auto dem Mechaniker überlässt, falls es einen Defekt aufweist.

Das Buch ist aber möglicherweise auch wichtig für all jene Menschen, die sich bisher für ihre Gesundheit nicht sonderlich interessiert und stattdessen anderen Menschen die Verantwortung, die Entscheidungen und das Nachdenken über gesundheitliche Themen überlassen haben. Irgendwann allerdings holt nämlich jeden von uns die Eigenverantwortung für seinen Körper ein; spätestens an unserem Todestag, meist aber schon viele Jahre vorher.

Egal wie engagiert Sie in Bezug auf die Gesunderhaltung Ihres Körpers sind: Ich habe dieses Buch für Sie geschrieben. Vielleicht wollen Sie sich ja irgendwann einmal zumindest ein paar eigene Gedanken machen, was mit Ihnen passiert, wenn Sie krank sind oder werden. Ob Sie auf Basis dieser Gedanken dann zu handeln beginnen und wie und in welchem Umfang Sie das tun, liegt in Ihrer Verantwortung.

Das Konzept, eine Verbindung zwischen der Behandlung mit den gängigsten Medikamenten und natürlichen oder komplementären Heilmitteln herzustellen, ist die grundlegende und neue Idee dieses Buches.

Und doch enthält es in Wirklichkeit nichts Neues, was die grundlegenden Inhalte betrifft: Alle Medikamente, die ich beschreibe, sind mit allen ihren Wirkungen und Nebenwirkungen genauestens bekannt – meist schon seit längerer Zeit. Auch alle Naturheilmittel und -verfahren, die ich nachfolgend beschreibe, sind zur Genüge bekannt und verbreitet, oft schon seit viel längerer Zeit als die entsprechenden Medikamente.

Umso mehr erstaunt es mich, dass (meines Wissens) bisher noch niemand auf die Idee gekommen ist, eine Zuordnung der bekanntesten Medikamente zu Naturheilmitteln und -verfahren aufzustellen.

Ich habe dieses Buch so strukturiert, dass die Medikamente anhand der Krankheiten eingeteilt sind, für die sie eingesetzt werden. Der Grund dafür ist einfach: Die meisten der Leser sind vermutlich medizinische Laien; ihnen fällt es leichter, eine Krankheit wiederzuerkennen, die bei ihnen festgestellt wurde (zum Beispiel akute Bronchitis), als ein Medikament, das ihnen verordnet worden ist (zum Beispiel Makrolid-Antibiotika).

Die einzelnen Kapitel sind also nach Krankheiten oder Krankheitsgruppen geordnet; für jede davon wird aufgezählt, welche Medikamente dagegen am häufigsten eingesetzt werden, welche Wirkungen und welche Nebenwirkungen diese haben können.

Danach folgt eine kurze Beschreibung der natürlichen, komplementären oder alternativen Heilmittel oder -verfahren, die zusätzlich oder anstatt einer medikamentösen Behandlung bei dieser Krankheit angewendet werden können. Diese werden jeweils nur kurz erläutert, um Wiederholungen zu vermeiden, da ja bestimmte Heilmittel für mehrere Krankheiten anwendbar sind.

Eine genauere Beschreibung der erwähnten Naturheilmittel finden Sie im letzten Teil des Buchs, sodass Sie sich bei Interesse detaillierter über bestimmte Dinge informieren können.

Das Problem: der systemische Ansatz

Ich habe soeben erwähnt, dass Naturheilmittel oft für mehrere, oft ganz verschiedene Krankheiten verwendet werden können. Das hat seine Ursache vor allem in der grundlegend verschiedenen Sichtweise von Gesundheit, Krankheit und Heilung, die komplementären Heilverfahren zu eigen ist, seien sie asiatisch oder traditionell europäisch ausgerichtet. Sie behandeln meistens den Menschen als Gesamtheit aus Körper, Seele und Geist; auch die eigentlichen körperlichen Funktionen und Beschwerden werden meist nicht isoliert und punktuell gesehen und behandelt, sondern im größeren Zusammenhang.

Beide Sichtweisen, sowohl die europäisch-schulmedizinische als auch die ganzheitlich-komplementäre, haben ihre Daseinsberechtigung und ihren Zweck. Falls Sie dringend eine Notoperation brauchen, weil etwa ein Tumor auf ein lebenswichtiges Organ oder Gefäß drückt, haben Sie wenig davon, wenn ein Therapeut zuerst einmal Ihre Schwingungen und Ihre Lebensenergie ausrichtet. Sie brauchen schnelle und radikale Hilfe.

Falls Sie allerdings über lange Zeit hinweg immer müde sind, sich abgeschlagen fühlen, sich dauernd unerklärliche Infektionen einfangen und mit Ihrem Leben insgesamt irgendwie unzufrieden sind: Dann sollten Sie sich vielleicht nicht mit der (praktischerweise äußerst dehnbaren) Diagnose »Vegetative Dystonie« zufriedengeben, die dummerweise auch nicht wirklich therapierbar ist. Sie sollten sich in diesem Fall eher Gedanken über Ihren Energiehaushalt, Ihre Ernährung und Ihre Einstellung zu Ihrem Leben machen und Menschen suchen, die Ihnen professionell und auf sanfte Weise dabei helfen können, die geschilderten gesundheitlichen Beeinträchtigungen abzustellen.

Der ganzheitliche und systemische Ansatz der Komplementärmedizin macht es zu einer recht komplizierten Aufgabe, die genau definierten pharmazeutischen Therapien »eins zu eins« für dieses Buch einem oder mehreren Naturheilverfahren zuzuordnen. Kompliziert, aber nicht unlösbar, wie ich glaube.

An dieser Stelle muss ich auch noch unbedingt anmerken, dass sowohl in der Theorie als auch in der praktischen Anwendung und im medizinischen Alltag die Grenzen zwischen herkömmlicher und komplementärer Medizin ausgesprochen fließend sind. Lassen Sie mich das anhand eines Beispiels aus meiner Erfahrung erklären: Vielen Medizinern gilt ja die Chirurgie als die »konkreteste« Form der Medizin, bei der am wenigsten spekuliert und am meisten tatkräftig angepackt, geschnitten, geklammert und genäht wird. Und doch kenne ich eine Chirurgin, die schon vor Jahren mit großem Enthusiasmus einen Reiki-Kurs absolviert hat und seither diese Technik an ihren Patienten vor und nach chirurgischen Eingriffen anwendet, meist in einer Form, die weder ihre Patienten noch ihre Kollegen richtig bemerken. Diese Chirurgin ist in ihrer Klinik als tatkräftige und erfolgreiche Oberärztin bekannt und steht im Begriff, eine große Karriere zu machen.

Auf der anderen Seite des Spektrums hatte ich jahrelang einen Kollegen, der als Vertriebsleiter eines großen Unternehmens für komplementäre Medizintechnik über 1000 Vertriebsmitarbeiter betreute und tagaus, tagein gegenüber seinen Kunden die Verfehlungen der Schulmedizin anprangerte. Als bei ihm eine (etwas zweifelhafte) Diagnose auf Prostatakrebs gestellt wurde, ließ er sich in der behandelnden Klinik viel zu schnell zu einer Operation überreden, die der Anfang eines langen privaten, medizinischen und beruflichen Leidensweges wurde. Dieser Weg endete schließlich mit seinem Freitod.

Grenzen ziehen

Eine große Herausforderung, an die ich bei der Planung dieses Buches zu Beginn gar nicht gedacht hatte, ist diese: Welche Naturheilverfahren soll man in die Auflistung der Alternativen einbeziehen und welche nicht? Es gibt auf diesem Gebiet ja eine extrem große Spannweite, von allgemein anerkannten Dingen wie Pflanzenheilkunde oder Phytotherapie über allerlei exotische und modische Therapien bis hin zu schlichtem Schwindel und Scharlatanerie.

Ich traue mir grundsätzlich sehr wohl zu, zwischen »guten« und »bösen« Heilverfahren unterscheiden zu können, weil ich durch meine Arbeit oft in diesem Grenzbereich tätig sein musste. Eine klare und ehrliche Unterscheidung, unterstützt durch persönliche Integrität und ein seriöses wissenschaftliches Fundament, sind in solchen Situationen besonders wichtig, um den Glauben an den Sinn der eigenen Arbeit zu bewahren.

Aber leider ist die Wahrheit in diesem Bereich nicht immer vollkommen klar; verschiedene Eindrücke und Erkenntnisse widersprechen einander manchmal in verwirrender Weise. Ein einfaches Beispiel ist die Bach-Blüten-Therapie. Die Grundlagen und Regeln dieser medizinischen Disziplin, wenn sie denn eine ist, widersprechen jeglichem Prinzip von Wissenschaftlichkeit, Systematik oder Nachvollziehbarkeit. Ich persönlich glaube nicht daran. Und doch muss ich eindeutig zugeben, dass Bach-Blüten, im konkreten Fall die »Rescue«- oder Notfall-Tropfen, mir schon mehrfach geholfen haben. Ich bin mir relativ sicher, dass ich durch meine Arbeit, meine Fachkenntnis und das Wissen über die Zusammenhänge »hinter den Kulissen« der Medizin für Placeboeffekte wesentlich weniger anfällig bin als die meisten Menschen. Wirken jetzt also Bach-Blüten – oder wirken sie nicht?

Ich habe sie in die Beschreibungen der Heilmittel in diesem Buch letztlich nicht mit aufgenommen; nicht deshalb, weil bei dieser Therapieform besonders viel »Glaube« oder »Einfühlung« gefordert sind, sondern weil sie sich für die Systematisierung überhaupt nicht eignet. Die Beschreibung der Bach-

Blüten bezieht sich nicht auf bestimmte Krankheitsbilder, sondern immer auf den Gemütszustand des Patienten. Die grundlegende Annahme dieser Therapieform ist ja, dass Krankheiten und Beschwerden aus einem Konflikt zwischen unserer seelischen und unserer geistigen Verfassung herrühren, im Sinne von Sigmund Freud ausgedrückt also ein Konflikt zwischen dem »Über-Ich« und dem »Ich« vorliegt.

Noch ein interessantes Beispiel für diesen Zwiespalt, dabei noch viel bekannter und etablierter, ist die Homöopathie. Grundsätzlich gibt es keinen systematischen wissenschaftlichen Beweis für diese Therapieform. Etwa 100 medizinische Studien haben keinen Nachweis für ihre Wirksamkeit erbringen können, eine einzige mit positivem Ausgang wurde nach einiger Zeit wieder zurückgezogen und der dafür verliehene Forschungspreis zurückgegeben.

Dennoch ist heute die Homöopathie fest im System der Medizin verankert, es gibt Verbände und Diplome, deren Lehrinhalte von den einzelnen Ärztekammern streng vorgegeben sind, und eine klar reglementierte Berufsbezeichnung für Ärzte, die auf diesem Gebiet arbeiten. Hier haben sich also wohl das medizinische Establishment und die Sachzwänge, vor allem aber der Zuspruch bei den Patienten und Ärzten gegen die sonst übliche Forderung des eindeutigen Nachweises durchgesetzt.

Natürlich wird auf diesem Gebiet mit zweierlei Maß gemessen: Als sich vor etwa 15 Jahren in den deutschsprachigen Ländern die Magnetfeldtherapie, aus dem Nichts kommend, rasend schnell verbreitete, wurde sie von der etablierten Medizin im Gleichklang mit den Massenmedien als unbewiesene Scharlatanerie diskreditiert. Jede der Hunderten Studien zu ihrer Wirksamkeit wurde aus formalen Gründen abgelehnt. Besonders interessant war die Reaktion der Behörden in

Österreich. Weil Magnetfeldtherapie offensichtlich unwirksam und unbewiesen war, wurde sie im Jahr 2004 für rezeptpflichtig erklärt!

Aspirin jedoch war immerhin 74 Jahre lang erfolgreich am Markt, bevor sein Wirkmechanismus bewiesen wurde.

Die Homöopathie ist natürlich auch als komplementäre Therapie in das Repertoire dieses Buchs aufgenommen worden, dies schon allein aufgrund meiner persönlichen Erfahrungen. Bereits oft in meinem Leben hat mir Nux vomica (Brechnuss) geholfen, die Folgen von Arbeitsstress, Schlafmangel und (selbstverständlich geschäftlich bedingtem) übermäßigem Genuss von gutem Essen, Kaffee und Alkohol zu bewältigen oder zumindest zu lindern.

150 Medikamente: Weshalb es nicht möglich ist, diese »Hitparade« wirklich zu erstellen

Wir werden Ihnen in diesem Buch die am häufigsten verordneten Medikamente aufzählen, für welche Krankheiten sie eingesetzt werden, ihre Nebenwirkungen aufzeigen und darstellen, welche Möglichkeiten es gibt, gleiche oder ähnliche Heilwirkungen durch natürliche Mittel oder Heilverfahren zu erreichen.

Zuvor möchte ich Ihnen aber gern noch darlegen, wo diese Daten herkommen, wie sie gemeint sind und warum es sich nicht vermeiden lässt, dass bei diesen Angaben eine gewisse Unschärfe gegeben ist.

Der Absatz der verschiedenen Medikamente wird sehr genau beobachtet und ausgewertet. Die Pharmaindustrie braucht diese Daten, die immer auf dem aktuellsten Stand sein müssen, um die Wirksamkeit ihrer Werbe- und Verkaufsmethoden in einem bestimmten geografischen Gebiet zu beurteilen – das kann die Arbeit der Pharmavertreter bei niedergelassenen Ärzten sein, das können Anzeigen in Fachzeitschriften sein oder Rundschreiben oder die Teilnahme an Messen und Kongressen.

Der Umsatz für ein bestimmtes Medikament lässt sich dabei bis in relativ kleine geografische Gebiete für bestimmte Zeiträume ganz genau feststellen. Die Pharmaindustrie bezieht diese Daten in der Hauptsache von einem Unternehmen namens IMS, das in ungefähr 100 Ländern tätig ist und dessen über 7000 Mitarbeiter die Medikamentenlieferungen des Großhandels an die Apotheken sowie andere Daten beobachten und auswerten, um sie anschließend an die Pharmafirmen zu liefern.

Aus allen diesen Daten ließe sich also theoretisch genau bestimmen, welche Medikamente am häufigsten eingesetzt werden.

Leider steckt der Teufel, wie so oft im Leben, auch hier im Detail: Je nachdem, wo Sie als Leserin oder Leser dieses Buches wohnen, kann der Medikamentenabsatz für Ihren Landkreis, Ihr Bundesland oder Ihre Nation recht verschieden von dem in anderen Gebieten sein. Außerdem gibt es aufgrund höherer oder niedrigerer Werbebudgets und wegen der laufenden Neueinführung von Medikamenten am Markt oft starke Schwankungen im Verkauf bestimmter Medikamente.

Ganz komplex wird die Sache aber durch die Spaltung in »Wirkstoff« und »Handelsnamen«, die in der Pharmaindustrie üblich ist. Nehmen wir ein gängiges Präparat, das viele

Menschen kennen, vor allem, wenn sie an Schmerzen oder Entzündungen im Bewegungsapparat leiden: Voltaren von der Firma *Novartis*, dem viertgrößten Pharmaunternehmen der Welt mit einem Jahresumsatz in Höhe von 44 Milliarden US-Dollar.

Voltaren ist der Handelsname für eine Substanz namens Diclofenac, die schmerz- und entzündungshemmend wirkt. Den Wirkstoff Diclofenac können Sie aber auch unter einer größeren Zahl anderer Namen als Medikament erhalten: Allvoran, Arthrex, Diclabeta, Effekton, Flector, Monoflam, Rewodina und einige andere. Wenn Sie (wie ich) in Österreich leben, dann heißen Diclofenac-Präparate aber auch Agilomed, Dedolor, Difene, Dolpasse, Deflamat oder Solaraze.

Ist Ihnen das noch nicht komplex genug? Dann können Sie Diclofenac auch als Kombinationspräparat einnehmen, das bedeutet, in einem Medikament, in dem dieser Wirkstoff mit einem anderen Wirkstoff kombiniert wird. Die Pharmaindustrie behauptet in diesem Zusammenhang, dass durch diese Kombination die Dosierung der einzelnen Bestandteile niedriger und deshalb verträglicher ausfallen kann, weil sich die einzelnen Wirkstoffe in einem Kombinationspräparat sozusagen »aufschaukeln« oder in ihrer Wirkung ergänzen. Das mag im Einzelfall tatsächlich so sein – oder auch nicht. Viele Fachleute nehmen an, dass die Beliebtheit der Kombinationspräparate für die Pharmaindustrie einen ganz anderen Grund hat: Wenn das Patent und der Marktschutz eines originalen Wirkstoffs abgelaufen sind, können andere Unternehmen den identischen Wirkstoff billiger herstellen (weil sie die Forschungskosten nicht mehr aufbringen müssen) und als sogenanntes »Generikum« verkaufen. Generika werden oft für den halben Preis des Originalpräparates oder noch billiger angeboten.

Wenn ein »forschendes« Pharmaunternehmen absehen kann, dass der Schutz für sein teuer entwickeltes Medikament nach zehn bis 15 Jahren auslaufen wird, ist die Einführung eines Kombinationspräparates ein beliebter Schachzug, um wieder ein »neues« Präparat exklusiv am Markt zu haben, obwohl vielleicht das »alte« Monopräparat (mit nur einem Wirkstoff) genauso gut gewirkt hat.

Wir haben nun also in unserem Beispiel, das sich auf Voltaren bezieht, zusätzlich eine Anzahl von Kombinationspräparaten mit Diclofenac, etwa Arthotec oder Combaren, vorliegen.

Nun zu der ursprünglichen Fragestellung dieses Unterkapitels: Wie zählen wir denn nun, welche 150 Medikamente am häufigsten verordnet werden? Zählen wir alle mit demselben Wirkstoff zusammen? Zählen wir die Kombinationspräparate auch dazu? Und für welchen Zeitraum? Und in welchem Gebiet? Zählen wir die Anzahl der ausgelieferten Packungen oder Tabletten? Oder gewichten wir nach dem Preis der Medikamente, was ja auch eine wichtige Auswirkung auf die Gesundheitspolitik und die Situation der Krankenkassen hat? Die Firma IMS liefert, etwa mit ihrem Produkt DPM (*Der Pharmazeutische Markt*), die Daten und Grundlagen für alle diese Auswertungen.

Sie sehen also, dass eine Auflistung der Medikamente nach Marktposition zwingend nur eine Schätzung und die Darstellung einer Tendenz sein kann, nie aber eine exakte Statistik, die immer und überall zutrifft.

Ich habe für dieses Buch auf Basis meiner Erfahrungen in der Pharmaindustrie einige meiner Meinung nach sinnvolle Zusammenfassungen der einzelnen Medikamente und Wirkstoffe nach Einsatzgebiet und Krankheiten vorgenommen. So kann davon ausgegangen werden, dass diese Daten im Großen und Ganzen auch noch in einigen Jahren zutreffend sein werden. Es sind nicht genau 150, und sie sind nicht alle in jeder Gegend und zu jeder Zeit die meistverkauften, aber für den Zweck dieses Buches glaube ich eine sinnvolle Einteilung getroffen zu haben.

Was Sie wissen sollen, bevor Sie dieses Buch weiterlesen

- Dieses Buch ist keine Anleitung dafür, wie Sie selbst Krankheiten diagnostizieren oder behandeln können.
- Es fordert Sie nicht dazu auf, eine Ihnen verordnete Behandlung abzubrechen oder eigenmächtig abzuändern.
- Dieses Buch informiert Sie, wie bestimmte Krankheiten entstehen und wie sich diese für Sie als Patient äußern, wie sie von Fachleuten diagnostiziert und therapiert werden.
- Es informiert Sie darüber, welche pharmazeutischen und/oder komplementären Mittel oder Heilverfahren es zur Therapie bestimmter Krankheiten gibt.
- Als Patient sollen Sie Krankheiten nur von Ärzten, Heilpraktikern oder anderen hierzu berechtigten Angehörigen der Heilberufe diagnostizieren und behandeln lassen. Aus diesem Grund verzichte ich auch in den meisten Fällen auf Dosisangaben für komplementäre Heilmittel. Ihr Arzt, Heilpraktiker oder Apotheker kann Sie stattdessen kompetent beraten.
- Alles, was ich über das Thema dieses Buchs weiß und für berichtenswert halte, habe ich darin beschrieben. Ich werde seinen Inhalt in späteren Diskussionen, Artikeln oder auf andere Weise nicht erläutern, relativieren oder erklären.

Teil I: Über Krankheit

Eine wichtige Regel, die man beherzigen muss, wenn man interessante Sach- und Fachbücher schreiben will, ist folgende: Beginne niemals und auf keinen Fall das zu verfassende Werk mit den beiden langweiligsten Aspekten einer jeden Sache, nämlich mit dem historischen Teil, also der Geschichte des Themas, und mit der Begriffsbestimmung, also der zum Anfang wenig interessanten Frage »Was ist eigentlich …?«. Erst wenn du unterhaltsame, interessante und faszinierende Dinge zum Thema gesagt hast, wenn du den Leser also richtig »am Haken hast«, kannst du ihm diese theoretischen Aspekte der Sache zumuten; dann wird er sie auch wissen wollen.

Die prominenten Ausnahmen von dieser Regel sind selbstver-ständlich die Verfasser wissenschaftlicher Lehrbücher; diese müssen ihr Publikum ja auch nicht begeistern, sondern dürfen es über den gelesenen und auswendig gelernten Inhalt dieser Werke peinlich prüfen und befragen sowie den Erfolg dieser Lerntätigkeit streng benoten. Ich nenne dieses Privileg leider nicht mein Eigen und bin daher darauf angewiesen, meine werte Leserschaft zu begeistern.

Wer Regeln gut beherrscht, darf sie auch brechen, und genau das habe ich nun vor. Aber keine Sorge: Ich werde Sie nicht mit der Geschichte der Pharmazeutik langweilen, und falls ich das doch einmal tun muss, dann allerhöchstens in homöo-pathischen Dosen, die über das gesamte Buch verteilt sind. Womit wir auch schon flugs die Homöopathie ins Spiel ge-bracht hätten, einen wichtigen Gegenspieler, Mitspieler und eine Antithese zur pharmazeutischen oder allopathischen Medizin.

Zur Begriffsbestimmung, was Krankheit überhaupt ist, welche Formen es gibt und wie oft sie auftritt, möchte ich aber doch einiges anführen, und zwar hier am Anfang des Buches als Einstimmung darauf, auf welchem Gebiet wir uns bewegen, was auf dem Spiel steht und warum das Thema so wichtig und vielschichtig ist. Ich glaube, dass diese Standortbestimmung nötig ist, um den Rest des Buchs zu verstehen.

Was also ist Krankheit? »Da stellen wir uns mal ganz dumm« (und ich hoffe, Heinrich Spoerl ist mir für dieses Zitat aus der *Feuerzangenbowle* nicht posthum böse): Krankheit ist, wenn man nicht gesund ist! Zugegeben, das wäre eine zwingende Definition, wenn man denn genau wüsste, was »gesund« bedeuten soll! Den klügsten Medizinern ist es über Jahrhunderte hinweg leider nicht gelungen, festzuschreiben, was »Gesundheit« exakt bedeutet. Wohl auch aus diesem Grund hat sich in der medizinischen Wissenschaft in den vergangenen zehn bis 20 Jahren zunehmend ein weitgehend subjektiver und aus der Befindlichkeit heraus definierter Gesundheitsbegriff etabliert: Gesund ist, wer sich gesund fühlt. Das heißt also: Ein chronisch schwer kranker Mensch, dessen Lebenserwartung absehbar ist, kann sich über seine Symptome hinwegsetzen und sich seines Lebens freuen und es im Rahmen seiner Möglichkeiten genießen – er ist relativ gesund. Ein körperlich kerngesunder Hypochonder, an dem beim besten Willen kein Befund festzumachen ist, kann sich tagaus, tagein mit allerlei Befindlichkeitsstörungen herumschlagen, die nahtlos in funktionelle Störungen übergehen, er kann damit Ärzte verschiedener Fachrichtungen beschäftigen und viele unterschiedliche und widersprüchliche Diagnosen mittels aller modernen Verfahren erstellen lassen – er ist nicht wirklich gesund.

Wer die medizinische Wissenschaft und ihren Anspruch an nachvollziehbare, durch kontrollierte Methoden verifizierte Fakten in Diagnose und Therapie kennt, der kann nur erstaunt sein über den Umstand, dass es zunehmend dem Patienten und seinem subjektiven Empfinden überlassen wird, den Status seiner Gesundheit oder Krankheit zumindest mitzubestimmen. Und doch ist es in vielen Fachrichtungen für Diagnosemethoden und auch als Messkriterium bei groß angelegten Studien zunehmend üblich, dem Patienten eine sehr subjektive Messskala über sein Befinden vorzulegen, etwa in Form der Fragen: »Wie stark sind Ihre Schmerzen?« oder »Wie fühlen Sie sich?«

Das Interessante daran ist: Diese subjektive Befindlichkeit ist scheinbar ein besserer Anhaltspunkt, wie es dem Patienten wirklich geht, als alle herkömmlichen Untersuchungsmethoden. Es existieren Studien, die nachweisen, dass die persönliche Einschätzung des eigenen Gesundheitszustands eine bessere Voraussage über künftige Krankheiten und die Lebenserwartung von Patienten ermöglicht als die Auswertung der üblicherweise vorliegenden Diagnosen! Das Ganze bedeutet also, um es nochmals auf Deutsch zu formulieren: Wer sich gesund fühlt, lebt länger als jemand, der gute Diagnosen aufweist.

Nunmehr, wo wir geklärt hätten, dass »gesund sein« hauptsächlich bedeutet, sich gesund zu fühlen, können wir versuchen herauszufinden, wie es uns denn tatsächlich geht.

Etwas mehr als die Hälfte der Deutschen ist der Ansicht, dass Krankheit und Lebenserwartung nichts sind, was sie selbst beeinflussen können. Überdurchschnittlich gebildete und jüngere Menschen glauben etwas weniger oft an diese schicksalhafte Fügung von Krankheit und Gesundheit, ältere und wenig Gebildete etwas häufiger.

Beide Ansichten sind im Prinzip richtig: Die zwei wahrscheinlichsten Ursachen, an denen ein Mensch stirbt, sind Krebs und Herzkrankheit. Ob und wann wir an Krebs erkranken, können wir nach heutigem Wissensstand nicht beeinflussen, da die Ursachen trotz riesigen Aufwandes noch immer nicht erforscht sind, außer dem weitgehend bewiesenen Zusammenhang zwischen Rauchen und Lungenkrebs. Koronare Herzkrankheit ist zwar besser erforscht, aber nicht vollständig durch den Lebensstil zu beeinflussen. Zum einen erweisen sich gerade in der jüngsten Vergangenheit beliebte Angstmacher-Themen wie der Cholesterinspiegel als gar nicht so gefährlich, andererseits erleiden immer wieder auch prominente Diät-, Gesundheits- und Jogging-Päpste gefährliche Herzinfarkte.

Breit gestreute Umfragen nach dem persönlichen Gesundheitsempfinden ergeben stark variierende Ergebnisse; halbwegs repräsentativ sind Umfragen des Statistischen Bundesamtes, denen zufolge nur etwa 21 Prozent der Menschen in der Bevölkerung ihren Gesundheitszustand als »sehr gut« bezeichnen. Bei Menschen über 65 Jahren sind es nur noch etwas über acht Prozent.

Das hat natürlich viele Gründe, und nicht alle davon sind im körperlichen Bereich zu finden, denn Gesundheit hat starke psychische und seelische Komponenten. Diese Tatsache besitzt einen starken Einfluss auf das gesamte Gesundheitswesen, auf die Art und den Erfolg medizinischer Behandlungen, auf das Arzt-Patienten-Verhältnis, auf die Compliance, also die Befolgung der Behandlungsregeln durch die Patienten, und sicher auch auf die Lebenserwartung.

Nur 54 Prozent der Deutschen weisen einen normalen Blutdruck auf, von den älteren Menschen über 60 nur mehr 20 Prozent.

Frauen über 65 Jahre haben eine Wahrscheinlichkeit von fast 50 Prozent, an Arthrose zu erkranken, oder besser, damit zu leben, weil Arthrose als Abnutzungserscheinung nicht umkehrbar ist.

In Deutschland gingen im vergangenen Jahr über vier Millionen Jahre Arbeitsleistung durch krankheitsbedingte Ausfälle verloren.

Weniger als 55 Prozent der Deutschen über 60 Jahre waren in den vergangenen vier Wochen völlig schmerzfrei.

Jährlich werden in Deutschland Medikamente für mehr als 30 Milliarden Euro auf Kassenkosten verordnet, nur etwas mehr als drei Milliarden Euro werden für die sogenannte »Selbstmedikation« aufgewendet. Jedes verordnete Medikament kostet im Schnitt ungefähr 44 Euro. Am teuersten sind Medikamente, die von Nervenärzten verordnet werden, am preiswertesten die von Kinderärzten.

Zusammenfassend kann man feststellen: 1) Gesundheit und Krankheit sind als höchst subjektiv zu bezeichnen, 2) die meisten von uns sind nicht gesund, und 3) die Behandlung von Krankheiten kostet enorm viel Geld.

Interessantes und Wissenswertes über die Pharmaindustrie

Das liebe Geld

Die Pharmaindustrie stellt Produkte her, die kranke Menschen gesund machen sollen oder ihnen gar das Leben retten können; das ist jedenfalls die grundlegende Idee. Wir vertrauen darauf, ohne groß darüber nachzudenken, dass die Pharmaindustrie Medikamente bereitstellt, durch deren Einsatz die Ärzte uns sowie unsere Familien behandeln und heilen können.

Natürlich sind die Pharmaunternehmen keine wohltätigen Organisationen, sondern sie wollen und müssen vor allem eines tun: Geld verdienen. Sehr viel Geld. Genau hier liegt die Ursache für manche Konflikte, weil man ja im Tagesgeschäft nicht andauernd zwischen der sozialen Rolle eines Unternehmens und dem Erwirtschaften von Rendite für die Aktieninhaber entscheiden kann. Die meisten dieser Konflikte gelangen niemals außerhalb der Firmen ans Tageslicht, nur ab und zu lesen wir als Konsumenten Ausschnitte aus der Realität des Pharmageschäfts in der Zeitung.

Damit Sie einen Eindruck von den Größenordnungen bekommen, um die es hier geht: Die derzeit größte Pharmafirma der Welt, *Pfizer* in New York, setzt im Jahr 50 Milliarden Dollar mit etwas mehr als 100 000 Mitarbeitern um. Das entspricht in etwa dem Bruttoinlandsprodukt von Bulgarien, einem EU-Land mit fast acht Millionen Einwohnern. (Das Bruttoinlandsprodukt oder BIP ist der »Umsatz«, den ein Land insgesamt mit Waren und Dienstleistungen erwirtschaftet.) *Pfizer* realisiert diesen Umsatz hauptsächlich mit einigen wenigen Produkten, eines davon ist Lipitor – mit zwölf Milliarden Dollar pro Jahr das umsatzstärkste Medikament der Welt. Bei ihm handelt es sich um einen Cholesterinsenker, von dem einige Mediziner behaupten, dass die Menschheit ohne ihn besser dran wäre (darüber werden Sie später in diesem Buch noch mehr lesen können). Ein weiterer »Blockbuster« von *Pfizer* ist Viagra, ein Präparat, das erektile Dysfunktion beim Mann, volkstümlich als »Impotenz« bezeichnet, beheben kann.

Insgesamt werden in der Pharmaindustrie derzeit rund 800 Milliarden Dollar pro Jahr umgesetzt. Dabei ist noch viel Luft nach oben: Internationale Beratungsfirmen schätzen, dass sich dieser Umsatz in den kommenden vier Jahren um etwa 40 Prozent erhöhen könnte, weil vor allem in den Ländern der Dritten Welt in Hinblick auf die Medikamentenversorgung noch großer Nachholbedarf besteht. Die Karten werden demnach in der Branche grundlegend neu gemischt werden.

Wie der Markt funktioniert

Die Pharmaindustrie ist, grob gesagt, in zwei »Hälften« gegliedert: die »forschenden« Unternehmen und die Hersteller von Generika. Forschende Unternehmen arbeiten Jahre, oft Jahrzehnte an der Entwicklung neuer Medikamente, und in zahlreichen Fällen bringen diese Investitionen an Zeit und Geld nichts ein. Die wenigen neuen Präparate, die sich als wirksam erweisen, zugelassen werden und am Markt auch erfolgreich sind, müssen für alle anderen Aktivitäten sozusagen die Rechnung mitbezahlen. Die großen forschenden Firmen haben in den vergangenen zehn Jahren beispielsweise fast 500 Milliarden Dollar in Forschung und Entwicklung investiert, herausgekommen sind dabei aber nur 85 neue Medikamente, die sie auch verkaufen können. In den Jahren 2002 bis 2006 sind fast 50 Prozent weniger neue Medikamente zugelassen worden als in den fünf Jahren davor.

Die Situation wird noch dadurch verschärft, dass der Bestand an vor Nachbau geschützten originalen Medikamenten immer schneller abbröckelt: In den nächsten fünf Jahren werden mehr als 50 Medikamente für den generischen Nachbau frei, mit denen die forschenden Unternehmen bisher 130 Milliarden Dollar umsetzen konnten.

Natürlich haben die großen Unternehmen schon längst auf diese Entwicklungen reagiert: Sie kaufen oder gründen Tochtergesellschaften, die selbst Generika herstellen, um von diesem schnell wachsenden Markt zu profitieren. Immerhin liegt der Anteil an Generika in den USA bereits bei zwei Dritteln, in den großen europäischen Ländern bei fast der Hälfte des Gesamtumsatzes.

Neue Entwicklungen versucht man immer öfter kostengünstig von innovativen kleinen Unternehmen zu bekommen, oder man kauft diese gleich auf, vor allem im Bereich der Biotechnologie.

Kritiker der forschenden Pharmabranche werfen dieser vor, dass sie viele medizinische Gesichtspunkte und ihre Rolle im Dienst der Volksgesundheit und der Gesellschaft der ewig neuen Suche nach »Blockbuster«-Medikamenten opfert, Produkten also, die so erfolgreich sind, dass sie über Jahre hinweg den großen Teil des Geschäfts sichern.

Zudem wird wohl immer öfter versucht, Geld mit Präparaten zu erwirtschaften, die mehr die lebensstilorientierten Aspekte bedienen und nicht dazu dienen, die Lebenserwartung zu steigern oder den Leidensdruck zu lindern. Man denke zum Beispiel an Potenz- oder Haarwuchsmittel.

Wirklich zum Vorwurf machen kann man das den beteiligten Managern natürlich nicht. Diese Menschen sind Angestellte großer Konzerne und verdienen ihr Gehalt damit, dass sie ihrem Arbeitgeber und den Aktieninhabern des Unternehmens möglichst hohe Renditen erwirtschaften, genauso wie in anderen Branchen auch.

Die Hersteller von generischen Produkten haben vergleichsweise sehr geringe Aufwendungen für Forschung und Entwicklung, sie stellen Wirkstoffe her, deren Marktschutz (meistens erstreckt sich dieser über einen Zeitraum von 15 Jahren nach der Zulassung) abgelaufen ist. Deshalb können diese daher meist wesentlich billiger verkaufen. Seit vielen Jahren schwelt ein Kampf zwischen den forschenden Unternehmen und den Generikaherstellern um die Frage, ob die Nachbauten denn wirklich genauso gut und wirksam seien wie die Originale. Falls Sie diese Frage beschäftigen sollte, hier die Antwort: Sie sind es.

Interessant an der Pharmaindustrie ist die stark ausgeprägte Aufgabenverteilung zwischen den Unternehmen, auch wenn diese Konkurrenten sind. Firma A hat ein Produkt entwickelt, sieht aber keine Möglichkeit, es auch zu selbst vertreiben, etwa weil der eigene Außendienst nicht die Fachärzte besucht, die dieses Produkt brauchen könnten. Firma B erwirbt von Firma A das Recht, das Produkt zu vermarkten, und lässt es bei Firma C herstellen und abpacken, weil Firma C es pro Tablette um Bruchteile von Cents billiger herstellen kann als Firma B. Firma D, der Pharmagroßhandel, lagert das fertige Produkt und liefert es bei Bedarf an die Apotheken aus – oft mehrmals täglich in kleinsten Mengen, weil in der Versorgungskette der pharmazeutischen Industrie lange nicht so betriebswirtschaftlich effizient gedacht und gehandelt wird wie beispielsweise im Lebensmittelhandel. Das erklärt, warum man in jeder beliebigen Großstadt täglich so viele Kleintransporter mit der Aufschrift »Dringende Arzneimittel« sieht.

Machtstrukturen und wohin das Geld geht

Diskussionen über Gesundheitskosten sind beinahe immer Diskussionen über Medikamentenkosten. Wenn die Krankenkassen wieder einmal Alarm schlagen, weil sie irgendwann die explodierenden Kosten nicht mehr tragen können, wenn den Ärzten die Medikamentenkosten gedeckelt werden und wenn lautstark allerorten der verstärkte Einsatz von Generika gefordert wird – immer geht es dabei um die Kosten für Medikamente, nie um die Personalkosten oder um die Gerätemedizin.

Interessant bei dieser Diskussion ist, dass die Medikamentenkosten vielleicht zehn Prozent der gesamten Kosten im Gesundheitswesen ausmachen. Das bedeutet: Wenn es gelänge, ein Viertel der Kosten für Medikamente einzusparen (was fast unmöglich ist und lange dauern würde), hätte man die Gesamtkosten im Gesundheitswesen gerade einmal um 2,5 Prozent gesenkt.

Warum ist das so? Die einfache Antwort lautet: weil es am leichtesten geht. Wenn ich Druck ausübe, um die Medikamentenkosten zu senken, übe ich damit in der Hauptsache Druck auf die niedergelassenen Ärzte aus, und die können sich von allen Teilnehmern des medizinischen Systems am wenigsten wehren. Wenn ein Politiker beispielsweise auf die Idee käme, in manchen Kliniken einen Teil der millionenteuren technischen Therapie- und Diagnosegeräte einzusparen oder dort weniger Personal zu beschäftigen, bekäme er es nicht mit ein paar beleidigten Landärzten zu tun, sondern mit mächtigen und gut vernetzten Klinikchefs, die meist über einen ausgezeichneten politischen Rückhalt verfügen. Dann doch lieber gegen die Kleinen vorgehen, auch wenn man dort weniger an Kosten einsparen kann.

Einstellungen und Vorurteile

Ich kenne die Medizintechnik- und Pharmaindustrie aufgrund meiner jahrelangen Tätigkeit als Berater ganz gut, sozusagen

»von innen«. Viele Vorurteile hinsichtlich dieser Branche, die ich in Kreisen von Alternativmedizinern oft gehört habe, stimmen nicht unbedingt. So sorgt sich beispielsweise kein Mensch in einer großen Pharmafirma darum, ob andernorts viel Geld mit Kräutertees oder chinesischer Medizin verdient wird. Auch die Medizintechnik, die streng genommen ja oft eine Alternative zur medikamentösen Behandlung darstellt, wird keinesfalls als Konkurrenz oder Bedrohung gesehen. Die einzige Konkurrenz, die Pharmafirmen fürchten, sind andere Pharmafirmen.

Was Sie sonst noch über Medizin bisher nicht wussten

Weshalb ein Arzt ein Medikament wählt und ein anderes nicht

Ich nehme aus statistischen Gründen an, dass Sie als Leser dieses Buchs ein, wenngleich interessierter, medizinischer Laie sind. Haben Sie sich eigentlich jemals gefragt, warum Ihnen Ihr Arzt zur Behandlung einer Krankheit ein bestimmtes Präparat verordnet und nicht ein anderes aus dem großen Angebot, das es für die meisten Indikationen gibt?

Mit ziemlicher Sicherheit haben Sie, ohne groß darüber nachzudenken, als selbstverständlich angenommen, dass er aufgrund seiner langjährigen Erfahrung die meisten wichtigen Präparate schon eingesetzt hat und sich im Lauf der Zeit für die entschieden hat, die die besten Ergebnisse liefern.

Diese Annahme ist in den meisten Fällen falsch. Die Entscheidung für oder gegen ein bestimmtes Medikament wird in sehr vielen Fällen nicht aus medizinischen Erfahrungswerten getroffen – dafür wäre die Vielzahl der angebotenen Medikamente auch viel zu groß. Die persönliche Beziehung zu den Pharmafirmen und deren Mitarbeitern, gewisse Serviceleistungen der Anbieterfirmen und oft auch handfeste kaufmännische Interessen sind die Gründe, warum bestimmten Präparaten der Vorzug gegeben wird.

Ich maße mir an, diese Tatsachen darzustellen, weil ich früher selbst daran beteiligt war, durch kaufmännische und Servicemaßnahmen im Auftrag der Pharmaindustrie das Verordnungsverhalten von Ärzten zu beeinflussen.

Zwei-Klassen-Medizin?

Jeder Bürger hat ganz sicher schon mindestens einmal, wahrscheinlich aber sehr viel öfter, den Begriff »Zwei-Klassen-Medizin« gehört. Damit soll üblicherweise der Missstand beschrieben werden, dass Normalverdiener und gesetzlich Krankenversicherte sich in Zukunft nur eine medizinische Basisversorgung werden leisten können, während Besserverdiener das volle Programm der modernen medizinischen Kunst konsumieren können.

Für mich als jahrelang agierenden Insider aller möglichen Sparten des medizinischen Geschäfts hat der Ausdruck inzwischen noch eine andere Bedeutung gewonnen: Er charakterisiert den Zwiespalt zwischen der »richtigen«, amtlichen, kassenerstattungsfähigen sowie anerkannten Medizin und der »alternativen«, »komplementären«, »anderen« und »neuen« Medizin.

Dieses Schisma, diese Zweiteilung in der Heilkunst hat es immer schon gegeben: Bereits im Mittelalter hatten sich die »studierten« Ärzte von den »Badern« durch strenge Standesregeln abgeschottet. Auf jedem Jahrmarkt gab es Zahnreißer, Wunderheiler und Verkäufer aller möglichen Wundermittel – ein Menschenschlag, der heute immer noch existiert und über das Internet oder Pyramidenvertriebe originelle Mittelchen mit abenteuerlichen Heilbehauptungen verkauft. Haben Sie sich noch nie gefragt, wie jemand jede Woche zigtausend Euro für Inserate ausgeben kann, um in großen Zeitungen für Pillen zu werben, mit denen Sie in 14 Tagen zehn, 15 oder gar 20 Kilogramm abnehmen können, ganz ohne Ihre Essgewohnheiten zu ändern? Und auch danach, warum es trotzdem noch so viele übergewichtige Menschen gibt?

Die Regeln, wer in der »richtigen« Medizin »draußen« und wer »drinnen« war, haben sich im Laufe der Zeit durchaus verändert. So ist zum Beispiel in der Originalfassung des Hippokratischen Eides ausdrücklich vermerkt, dass ein Arzt keine chirurgischen Eingriffe vornehmen darf, weil dies den Chirurgen vorbehalten war, die als Handwerker und nicht als »richtige Ärzte« galten. Heute gelten die Chirurgen als eine Elite innerhalb der Medizin und nicht mehr als Außenseiter.

Wer mit dem Fachgebiet sowie dem Markt für komplementäre und alternative Medizin nicht vertraut ist oder zum ersten Mal damit zu tun hat, neigt anfangs oft zu merkwürdigen Klischees hinsichtlich der Motive und der Einstellung der verschiedenen Sparten der Medizin. So mag man glauben, dass die durch Krankenkassen bestimmte, in Ärztekammern organisierte und streng hierarchisch gestaffelte herkömmliche Medizin naturgemäß machtbewusst, geldgierig, unflexibel und allem Neuen gegenüber misstrauisch sei. Zudem mag man meinen, dass die Krankenkassen wohl streng und geizig, berühmte Mediziner, gar mit Professorentitel, schwer zugänglich und Neuem wenig aufgeschlossen seien. Darüber hinaus wird vermutet, dass Untersuchungen langwierig und oft schmerzhaft seien und dass die meisten wirksamen Medikamente auch unangenehme Nebenwirkungen hätten, worüber schon ganze Bücher geschrieben worden sind. Zum Beispiel dieses hier.

Die Vertreter der Komplementärmedizin, die ja grundsätzlich wesentlich spaßiger und farbenfroher ist als die »Schulmedizin«, müssten dagegen wohl von Natur aus kreative und wohlmeinende Menschenfreunde sein, die vor allem aus Freude am Helfen ihrer Tätigkeit nachgehen. Überhaupt scheint Komplementärmedizin wesentlich unterhaltsamer zu sein, man kann selbst besser mitreden und mitmischen, alles riecht irgendwie gut, das meiste fühlt sich angenehm an, und man kann viel davon zu Hause selbst machen.

Nichts ist allerdings weiter von der Wahrheit entfernt als dieses hier aufgezeigte polarisierende Schubladendenken. Ich habe in meinem Berufsleben eine große Zahl von schulmedizinisch tätigen Ärzten kennengelernt, die wirkliche Idealisten sind, ohne dass sie die Aussicht hatten, durch ihre Arbeit jemals wohlhabend oder berühmt zu werden. Sie ließen sich weder durch den Kostendruck der Kassen noch durch die immer schlimmer wuchernde Bürokratie die Freude am Heilberuf nehmen. Interessanterweise sind diese integren und idealistischen Ärzte meist eher an der Basis als an der Spitze der medizinischen Machtpyramide zu finden.

Ich habe aber auch eine große Zahl Menschen in der Komplementär- und Paramedizin kennengelernt, die bewusst oder unbewusst viel Unsinn erzählen und verkaufen, teils aus Geltungsbedürfnis, teils aus Gewinnsucht. Darunter sind ehemalige Gastwirte, Automechaniker oder Staubsaugervertreter, die nach einem oder zwei Wochenendseminaren eines Strukturvertriebs der festen Meinung sind, sie seien dazu berufen, die Gesundheit der Menschen zu verbessern und, als erwünsche Nebenwirkung, dabei selbst wohlhabend zu werden.

Falls Sie also den Vertretern des offiziellen Gesundheitssystems aus eigener Erfahrung oder aus angelesenem Wissen heraus nicht mehr in jedem Fall und zu 100 Prozent trauen und im Zweifelsfall lieber einmal eine zweite oder dritte Meinung einholen oder sanfte Heilmethoden erforschen wollen: gut so! Ich kenne viele verantwortungsvolle und idealistische Ärzte, die ihren Patienten genau dazu raten.

Sie sollten aber auf keinen Fall deswegen annehmen, dass alle Dinge und alle Menschen, die Sie auf dem Gebiet der Komplementärmedizin kennenlernen, automatisch vertrauenswürdig, ehrlich und fundiert sind. Bleiben Sie auf dem Boden der Tatsachen und vergessen Sie nie eine sehr alte, aber sehr zutreffende Binsenweisheit: Wenn etwas zu gut aussieht, um wahr zu sein, dann ist es wahrscheinlich auch nicht wahr!

Der Arzt in dir: Selbstheilung, Placebos und das Immunsystem

Sofern man so wie ich seit vielen Jahren gleichsam an der Schnitt- oder Reibefläche zwischen traditioneller und komplementärer Medizin tätig ist, dann ist der Konflikt zwischen eingebildeter und tatsächlicher Heilung, zwischen Wirksamkeit und Placeboeffekt eines der größten Themen, denen man sich stellen muss.

Ich habe dazu meine ganz eigene Meinung. Lassen Sie mich aber zuerst kurz den Begriff des »Placeboeffekts« erklären; ich ersuche die Sachkundigen unter den Lesern, dafür Verständnis zu haben. Sie können die folgenden Absätze überspringen und in der dadurch eingesparten Zeit etwa einen Kaffee trinken. Sie gehören in diesem Fall ja wie ich selbst auch den sogenannten Fachkreisen an; für diese gelten die

Regeln für gesunde Lebensführung bekanntlich nicht oder nur sehr eingeschränkt.

Falls Sie als Fachmann oder -frau diese Erläuterungen trotzdem lesen, ersuche ich um Verständnis für die vereinfachte Darstellung.

Der »Placeboeffekt« ist ein Begriff aus der medizinischen Forschung. Die wissenschaftliche Konvention und die Vorschriften für die Einführung neuer Medikamente fordern, dass ein neuer Wirkstoff an einer Gruppe von Patienten erprobt wird und eine andere, gleich große Gruppe von Patienten mit derselben Krankheit dieses Mittel nicht erhält. Die Ergebnisse, die aus der Untersuchung dieser beiden Gruppen resultieren, werden dann beim Abschluss der Studie miteinander verglichen.

Es ist nun wünschenswert, dass weder die wirklich behandelten noch die nicht behandelten Patienten wissen, welcher der beiden Gruppen sie angehören. Man will dadurch verhindern, dass Patienten allein durch den Glauben an das neue Medikament eine echte oder eingebildete Besserung erfahren. Ebenso ist es nötig, dass auch die behandelnden Ärzte während der Studie nicht wissen, welche Patienten »echt« oder »unecht« behandelt werden, weil das bewusste oder unbewusste Auftreten des Arztes den Glauben des Patienten an die Wirkung der Therapie beeinflussen kann und wird. Die Unkenntnis sowohl der Ärzte als auch der Patienten, ob wirksam oder nur zum Schein behandelt wird, wird als »doppelblindes« Studiendesign bezeichnet.

Weil natürlich die nicht behandelten Patienten auch irgendetwas einnehmen müssen, damit sie keinen Verdacht schöpfen, gibt man ihnen wirkungslose Pillen, oft aus Zucker, die wie Medikamente aussehen. Diese wirkungslosen Medikamentenkopien nennt man nun »Placebo«, das ist Latein und bedeutet »Ich werde gefallen«. Das in einer Studie verwendete echte Medikament wird als »Verum« (»das Echte«) bezeichnet.

Früher, als ich noch intensiver für die Pharmaindustrie tätig war, kursierte unter den Fachleuten die Behauptung, dass für die Verum-Gruppe meist die Bezeichnung »A« gewählt würde, weil »A« ein umgekehrtes »V« wie »Verum« sei. Die Gruppe »B« hingegen sei eine Eselsbrücke für »Blacebo«, also »Placebo«. Ich verfüge über keine wirklich seriösen Daten, die belegen würden, dass dieser Sachverhalt tatsächlich des Öfteren zugetroffen hat. Gemerkt habe ich mir die Behauptung aber bis heute.

Eigentlich dürfte von den nicht wirksam behandelten Patienten in der Placebogruppe keiner gesund werden, oder höchstens einige wenige, deren Krankheit einfach so von selbst verschwindet. In der medizinischen Wissenschaft werden solche Fälle etwas hochtrabend als »Spontanremission« bezeichnet. Tatsächlich aber werden auch in der Placebogruppe fast jeder Studie eine ganze Menge Menschen gesund, obwohl sie nur zu 50 Prozent sicher sein können, ob sie ein wirksames Medikament erhalten haben, genauso, wie auch der behandelnde Arzt dies nicht weiß.

Dieser Effekt, dass eigentlich unbehandelte Patienten allein wegen des Glaubens, dass sie vielleicht ein neues Medikament eingenommen haben, gesund werden, wird nun als »Placeboeffekt« bezeichnet. Wie hoch dieser Anteil an Patienten ist, ist von Studie zu Studie verschieden und wird auch in Fachkreisen heftig diskutiert; ein Anteil von etwa einem Drittel ist aber die gängige Annahme.

Wenn man bedenkt, dass auch so gut wie nie 100 Prozent der Patienten in der Verumgruppe gesunden, sondern nur ein Teil von ihnen, in vielen Fällen vielleicht 70 Prozent, dann ist der Unterschied zwischen Heilung durch Glauben oder Hoffnung und Heilung durch pharmazeutische Präparate gar nicht so besonders groß. Apropos Pharmazeutik: Man kann placebokontrollierte Studien auch im Bereich der Medizintechnik durchführen, und das wird in der Praxis auch gemacht. Statt der Zuckerpillen werden hier in der Placebogruppe wirkungslose Geräte eingesetzt, die aber blinken, summen oder piepsen wie echte und damit vortäuschen, sie wurden tatsächlich funktionieren.

Sehr interessant ist auch das Gegenteil des Placeboeffekts, der sogenannte Noceboeffekt. »Nocebo« bedeutet »Ich werde schaden«. So wie viele Patienten durch die eingebildete Behandlung gesund, oder wenigstens gesünder als zuvor, werden, gibt es eine relativ große Gruppe, bei denen die wirkungslosen Zuckerkügelchen unangenehme Nebenwirkungen hervorrufen. Ihr Körper ist einfach – durchaus unbewusst – der Meinung, dass er ein stark wirksames Medikament erhält und dass dieses auch Nebenwirkungen haben muss. Auch der Noceboeffekt ist erstaunlich stark. Ich habe im Moment die genauen Zahlen nicht mehr vorliegen, kann mich aber noch genau an eine Studie erinnern, die mich wegen des schönen Noceboeffekts fasziniert hat: In den frühen 1990er-Jahren war ich damit beschäftigt, ein bewährtes Blutdruckmittel, einen sogenannten Calciumantagonisten, für einen großen Hersteller marketingmäßig wieder auf Vordermann zu bringen. Zu diesem Zweck studierte ich die relativ neue Einführungsstudie für das Präparat eines erfolgreichen Mitbewerbers, das meinem Kunden beträchtliche Marktanteile abgenommen hatte und auch wirklich recht gut war.

In dieser Studie mussten acht Prozent der Personen, die sich in der Placebogruppe befanden, die Behandlung vorzeitig abbrechen, weil die Nebenwirkungen so stark waren, dass sie sie nicht mehr aushielten. Acht von 100 Menschen konnten nach ein paar Wochen die Wirkung von Zuckerkügelchen nicht mehr ertragen! Die Zahl derer, die insgesamt unangenehme Nebenwirkungen und Beschwerden wegen des Placebos zu verspüren glaubten, lag natürlich noch viel höher; die acht Prozent der Patienten waren nur die, denen es am schlechtesten ging. Im Übrigen war dies kein ungewöhnliches Ergebnis, die Macht des Glaubens an die Medizin kann sich im Guten wie im Schlechten auswirken.

Die Placeboforschung ist generell ein höchst faszinierendes Teilgebiet der modernen Medizin, das beinahe schon ins Metaphysische und Religiöse reicht. Es gibt eine Reihe von hochinteressanten Untersuchungen dazu, die unser Wissen über Placeboeffekte stark erweitert haben. So ist es vor etwa 15 Jahren einem Forscherteam an der *Washington University* in Seattle gelungen, anhand der Auswertung der Placebogruppen von 70 Studien interessante neue Erkenntnisse zu gewinnen. Danach erzielt angeblich in vielen Fällen der Placeboeffekt bei bis zu 70 Prozent der Probanden einen Heilerfolg. Auch durch wirkungslose Operationen kann man starke Verbesserungen erzielen, bis hin zu Fällen, in denen Patienten wieder ohne Krücken laufen können. So erklärt sich wohl auch die durchschlagende Wirkung der philippinischen Wunderheiler, die mit viel Geschick an Patienten ohne Narkose und mit bloßen Händen die tollsten Operationen durchführen.

Auch hat man herausgefunden, dass Placebos in verschiedenen Farben verschieden gut wirken und dass Menschen in verschiedenen Ländern auf Placebos verschieden gut reagieren – die Deutschen übrigens am besten, falls ich mich recht erinnere.

Bis zu dieser Stelle ist die Beschreibung des Placeboeffekts Allgemeingut in der Medizin, das ich verkürzt und vereinfacht dargestellt habe. Ich möchte nun meine persönlichen Erkenntnisse und Schlussfolgerungen daraus ziehen, weil ich denke, dass sie für das Verständnis der Wirkung sowohl von herkömmlichen Therapien als auch von Naturmedizin und Komplementärmedizin hilfreich sind.

Es ist heute in der Medizin vollkommen selbstverständlich, dass die Heilung durch Placebos als »Heilung zweiter Klasse« angesehen wird, die den Medizinern fast ein wenig peinlich ist: Die Patienten bilden sich die Heilung ja nur ein, sie wurden schließlich nach den Regeln der medizinischen Kunst gar nicht richtig behandelt. Nur die Heilung aufgrund richtiger, stark wirksamer Medikamente ist echte Heilung, die auf die Leistung tüchtiger Ärzte und eine leistungsfähige pharmazeutische Industrie zurückzuführen ist.

Wenn wir die gängigen Erfolgszahlen von 30 Prozent in der Placebogruppe und 70 Prozent in der Verumgruppe als gültig heranziehen, bedeutet das, dass auch in der Verumgruppe 30 Prozent »unechte« und 40 Prozent »echte« Heilerfolge erzielt werden. Die Menschen in der Verumgruppe sind ja auch, wie die Placebopatienten, zu einem Teil durch ihren Glauben geheilt worden; sie wussten schließlich nicht, dass sie ein Verum einnehmen.

Dazu muss ich Ihnen sagen: Wenn ich ein Patient wäre, mit einer jahrelangen Leidensgeschichte, mit Problemen, meiner Arbeit nachzugehen und mein Familienleben zu genießen, dann wäre mir das alles völlig egal. Ich wäre einfach nur froh, meine Beschwerden, meine Schmerzen und meine Angst los zu sein.

Lassen Sie uns diesen Gedanken weiterführen: Vielen Menschen wird ja auch durch Gebet, durch Wallfahrten oder durch Wunder geholfen. Vielen Menschen geht es besser, wenn sie modische, unbewiesene Therapien, die hart an oder über der Grenze zur medizinischen Seriosität liegen, erhalten. Ist das nicht vielleicht der gleiche Effekt, wie er durch Placebos unter den kontrollierten Bedingungen einer wissenschaftlichen Studie erzielt wird?

Noch weiter gedacht: Wenn schon während einer doppelblinden Studie, bei der Arzt und Patienten doch im Zweifel sein müssen, ob das Medikament wirklich wirkt, so gute Ergebnisse durch Scheinbehandlungen erzielt werden: Was geschieht dann im medizinischen Alltag in Klinik und Praxis, wenn sowohl der Arzt als auch der Patient sicher sein dürfen, dass echte und wirkungsvolle Behandlungen durchgeführt werden? Werden da nicht noch viel mehr Menschen gesund, weil sie, ebenso wie ihr Arzt, fest an die Behandlung glauben, die sie erhalten? Wird da nicht vielen Menschen geholfen, obwohl das verabreichte Mittel eigentlich nicht besonders oder gar nicht wirksam war?

Ich glaube schon, dass das alles so ist.

Die unbewusste Macht unseres Geistes über unseren Körper ist viel größer, als wir uns jemals vorstellen können. Auch die interessantesten Arbeiten über die Wirkung von Placebos können nur an der Oberfläche dieser Macht kratzen, ohne ihre Tiefe und ihre Bedeutung erahnen zu lassen.

Ich habe aufgrund meiner beruflichen Erfahrung noch von einer völlig anderen Seite Belege für die Wirkung unseres eigenen Geistes als hochwirksames Heilmittel erhalten: Im Laufe der Jahre habe ich unzählige alte und neue angebliche Heilverfahren und -mittel gesehen, die eindeutig reine Scharlatanerie waren und sind. Angeboten wurden sie von egoistischen und geldgierigen Menschen ohne jede medizinische Vorbildung, ohne jeglichen Beweis für die Wirksamkeit, ohne nachvollziehbares Modell für den Wirkmechanismus, beworben mit wirren und absichtlich unverständlichen Argumentationen. Aber funktioniert haben sie alle. Mein Feingefühl, meine Höflichkeit und mein Rechtsanwalt verbieten mir allerdings, die konkreten Firmen und Produkte zu nennen, auf die ich mich hier beziehe.

Es gibt wirklich keinen neuen oder als neu verkauften Schwindel in der Medizin, der nicht einer großen Zahl Menschen nachweislich hilft und damit erhebliche geschäftliche Chancen bietet.

Die Gründe, warum das so gut funktioniert, haben Sie ja gerade gelesen. Ich finde daran eigentlich nichts Schlechtes; es ist letzten Endes nicht so wichtig – und auch kaum zu beweisen –, warum man gesund wird. Wichtig ist, dass man überhaupt gesund wird.

Zum Abschluss dieser Gedanken über Glauben und Selbstheilung möchte ich Ihnen noch einige ergänzende Informationen über Heilkräfte vermitteln, die etwas konkreter in unserem Körper und weniger in unserem Geist verankert sind.

Sie wissen vielleicht gar nicht, dass Sie täglich Dutzende, Hunderte oder gar Tausende Male in Gefahr sind, schwer zu erkranken. Andauernd wird Ihr Körper von Krankheitserregern angegriffen, aus der Luft, die Sie atmen, aus dem Wasser, das Sie trinken, aus Ihrem Essen und von den Dingen, die mit Ihrer Haut in Kontakt kommen.

Gott sei Dank stehen Ihnen gegen alle diese Angriffe eine riesige Zahl Helfer zur Verfügung, deren Fähigkeiten schier unglaublich sind. Diese Helfer vermögen Dinge, die der berühmteste Arzt nicht zuwege brächte und die die teuerste private Krankenkasse nicht bezahlen könnte. Ich spreche von unserem Immunsystem. Die Fachleute unter den Lesern können die folgenden Erläuterungen wieder überspringen und noch einen Kaffee trinken gehen. Ich hoffe, dass Ihnen dieser Kaffee keine Beschwerden verursacht, seien diese auch nur eingebildet!

Das Immunsystem wehrt täglich eine unglaublich hohe Anzahl von Bedrohungen gegen unsere Gesundheit ab und gewinnt dabei so gut wie immer. Wenn wir einmal krank werden, dann ist das, statistisch gesehen, eine einzige, ganz seltene Niederlage in einer fast unendlichen Serie von Siegen des Immunsystems gegen die verschiedensten Krankheitserreger.

Die beste Beschreibung des Immunsystems, die ich kenne, hat der Düsseldorfer Krebsspezialist Professor Klaus Maar in seinem Buch *Rebell gegen den Krebs* gegeben; ich bin schwer versucht, diese hier einfach vollinhaltlich zu übernehmen, glaube aber, dass diesem Vorgehen wahrscheinlich gewisse urheberrechtliche Bedenken im Wege stehen. Auch sieht mein Verlag gerne, dass ich meine Bücher komplett selbst schreibe. In diesem Sinne darf ich hier also nur stellenweise aus dem Werk von Professor Maar zitieren und bestimmte Informationen zusammenfassen.

Man kann sich das Immunsystem des menschlichen Körpers und seine Gegner so vorstellen, wie die Organisation der menschlichen Gesellschaft, in der ja auch laufend die »Guten« gegen die »Bösen« kämpfen. Die »Bösen« können harmlose jugendliche Rabauken und Unruhestifter sein, die an Ecken herumhängen, dummes Zeug reden und Leute anpöbeln. Das wären im Körper einzelne Krebszellen oder andere Erreger, Viren oder Bakterien. Sie werden von der allgemeinen »Polizei«, das ist die unspezifische Immunabwehr, schnell und unkompliziert unschädlich gemacht. Der Name dieser »Fußtruppen« ist Phagozyten, auf Deutsch Fresszellen, und das beschreibt auch schon ihre Arbeitsweise: Sie fressen die Bösewichte einfach auf und verdauen sie.

Wie im echten Leben gibt es aber leider auch im Körper unter den Bösewichten einige Höherbegabte sowie größere Ansammlungen von Schädlingen, große Banden und feindliche Armeen, denen nicht so leicht beizukommen ist. Gegen diese muss unser Körper die Spezialisten einsetzen, die unter dem Sammelnamen »Spezifisches Immunsystem« zusammengefasst werden.

Während die Angehörigen des unspezifischen Immunsystems wie Polizisten oder Infanteristen sehr vielseitig, aber nicht besonders leistungsfähig sind, beherrschen die Spezialisten jeweils nur eine Sache, die aber besonders gut. Die Spezialisierung geht so weit, dass die B-Zellen oder B-Lymphozyten jeweils nur einen einzigen der vielen Krankheitserreger erkennen und bekämpfen können, das aber sehr zuverlässig.

Die Spezialistenkollegen der B-Lymphozyten sind die T-Lymphozyten, von ihnen existieren zwei Arten. Die eine ist der Nachrichtendienst, es sind die T-Helferzellen. Diese kämpfen selbst nicht, sondern betreiben Aufklärung und alarmieren ihre Kollegen von der kämpfenden Truppe, wenn sie Eindringlinge entdeckt haben. Die anderen T-Lymphozyten sind die zytotoxischen »Scharfschützen«.

Die Spezialisten des Immunsystems vermehren sich vor einem Kampf in großer Zahl, sie rekrutieren sozusagen eine Armee, wenn diese gebraucht wird. Dabei bilden sie nicht nur weitere Kämpfer heran, sondern auch Memoryzellen, Bewahrer der Erinnerung, die dafür sorgen, dass die erkannten Gegner beim nächsten Auftreten erneut erkannt und noch schneller bekämpft werden können.

Sie sehen, dass Ihr Körper Mittel zur Verhinderung und Bekämpfung von Krankheiten zur Verfügung hat, die unendlich
leistungsfähiger sind als alles, was uns die medizinische Wissenschaft heute bieten kann.

Die Zusammenhänge zwischen der Heilung durch unsere
geistige Kraft und unserem Immunsystem sind heute noch
kaum erforscht, aber sicher vorhanden.

Heilung ist vor allem Selbstheilung, halten Sie sich das immer
vor Augen und vertrauen Sie auf Ihre eigenen Kräfte. Geben
Sie sich nie auf!

Teil II: Krankheiten und Medikamente

Lesen Sie das Folgende, bevor Sie Ihre Krankheiten nachlesen!

In den nachfolgenden Kapiteln werden die gebräuchlichsten Medikamente aufgezählt, ihre Nebenwirkungen erklärt, und bei jedem Medikament oder bei jeder Medikamentengruppe werden die alternativen Behandlungsmethoden aus den verschiedenen Bereichen der Komplementärmedizin angeführt.

Eingeteilt ist dieses Kapitel nicht nach den Namen der Medikamente oder Wirkstoffe, sondern nach den Krankheiten, gegen die sie eingesetzt werden. Das hat praktische Gründe: Dieses Buch ist für medizinische Laien geschrieben, die zwar den Namen eines Medikaments kennen, das sie in der Hand halten, denen aber mit großer Wahrscheinlichkeit der Name des Wirkstoffs, der in dem Medikament enthalten ist, unbekannt sein dürfte.

Falls Sie also beispielsweise an einer Allergie leiden, wissen Sie, dass das Medikament, das Sie erhalten haben, Zyrtec heißt, aber Sie wissen wahrscheinlich nicht, dass der eigentliche Wirkstoff darin als Cetirizin bekannt ist. Eine Einteilung der Medikamente im Buch nach Handelsnamen wäre nicht sehr sinnvoll und zudem unübersichtlich. Manche Wirkstoffe, gerade die sehr verbreiteten, sind unter sehr vielen verschiedenen Handelsnamen zugelassen, wobei aber wiederum viele dieser Handelsmarken aus verschiedenen Gründen gar nicht vertrieben werden. Eine Einteilung nach Krankheiten erscheint am übersichtlichsten und bietet darüber hinaus auch gleich die Möglichkeit, einen Überblick über die Einsatzgebiete eines Medikaments zu geben.

Die Struktur jedes Teils ist immer gleich: Die Krankheit wird auf einfache Weise erklärt, die am häufigsten dagegen verordneten Wirkstoffe werden genannt und die dafür gebräuchlichen Handelsnamen angegeben sowie die wichtigsten Nebenwirkungen angeführt. Die Handelsnamen beziehen sich in den meisten Fällen auf die Produkte, die in Deutschland im Verkehr sind; in der Schweiz und in Österreich sind manchmal andere, aber meist sehr ähnliche Namen gebräuchlich. Generische Präparate heißen fast immer so wie der Wirkstoff, verbunden mit einem Namenszusatz, der auf den Hersteller hinweist. Ein Beispiel ist der Wirkstoff Loratadin, der als Originalpräparat etwa Lisino und als Generikum Loratadin ratiopharm heißt.

Im Anschluss sind jeweils die alternativen Behandlungsmethoden beschrieben, die die medikamentösen Behandlungen in manchen Fällen ersetzen, in manchen Fällen ergänzen können. Auf keinen Fall sollten Sie aber Medikamente, die Ihnen Ihr Arzt verordnet hat, eigenmächtig absetzen und durch eine Selbstbehandlung ersetzen. Sprechen sie solche Schritte immer mit Ihrem Arzt, Heilpraktiker oder sonst zuständigen Angehörigen eines Heilberufes ab.

Aus diesem Grund habe ich auch in den meisten Fällen darauf verzichtet, genaue Dosisangaben oder Einnahmehinweise zu Naturheilmitteln zu geben, außer fallweise die allgemein empfohlenen Tagesdosen (RDA) oder allgemein übliche Einnahmemengen. Die meisten der genannten Naturheilmittel erhalten Sie in spezialisierten Apotheken. Ihr Apotheker kann Sie über die richtige Dosis und andere Fragen in diesem Zusammenhang kompetent beraten.

Die anwendbaren Naturheilmittel sind jeweils meist nur kurz
summarisch aufgezählt und nicht im Detail beschrieben; eine
etwas ausführlichere Beschreibung vieler Mittel und Heilverfahren finden Sie im dritten Teil des Buches. Wir haben diese
Struktur gewählt, um Wiederholungen zu vermeiden, da viele
Heilmethoden, Pflanzenheilmittel und Nahrungsergänzungen
ja bei mehreren Krankheiten erfolgreich angewendet werden
können.

Die Auswahl, ob ein Medikament in diesem Buch vorkommt
oder nicht, richtet sich nicht nach der Schwere der Krankheit
oder nach der »Bedeutung« des Medikaments in der medizinischen Wissenschaft. Entscheidend war einfach, wie oft das
Medikament eingesetzt wird und wie groß hierdurch die
Wahrscheinlichkeit ist, dass Sie damit konfrontiert werden
und mehr darüber wissen wollen.

Aus diesem Grund werden Sie hier nichts über Medikamente
gegen Krebs oder schwere neurologische Erkrankungen finden; es erkranken (Gott sei Dank!) mehr Menschen an grippalen Infekten als an Krebs.

Allergien

Allergische Reaktionen des Körpers sind im Grunde fehlgeleitete Abwehrreaktionen. Der Körper setzt Histamin frei,
einen Neurotransmitter, der normalerweise eine wichtige Rolle bei der Abwehr körperfremder Stoffe spielt. Bei Allergi-
kern richten sich dieser Wächter sozusagen gegen die eigene
Herrschaft und lösen damit einen Kampf innerhalb des Organismus aus. Der Begriff »Allergie« beschreibt dies ganz gut,
er soll den Gegenpol zum Wort »Energie«, das »innere Kraft«
bedeutet, charakterisieren.

Man weiß heutzutage, dass die Fälle von Allergien in der westlichen Welt stetig zunehmen; man hat allerdings keine Ahnung, was die Ursache hierfür ist, dass wir immer anfälliger dafür werden. Es gibt einige plausible Erklärungsversuche, die einander leider zum Teil ausschließen. So könnte die Veranlagung für Allergien genetisch, also erblich sein; der Rückgang von Parasitenbefall oder die erhöhte Hygiene bei Kindern könnten dazu geführt haben, dass das Immunsystem unterfordert ist und sich andere Betätigungsfelder suchen muss. Auch die Umweltverschmutzung oder unser veränderter Lebensstil könnten Ursachen und/oder Auslöser sein.

Bereits Mitte der 1990er-Jahre gab es in Deutschland jährlich 400 000 Fälle von Arbeitsunfähigkeit durch Allergien.

Die meisten Allergieauslöser oder Allergene werden von betroffenen Menschen durch die Luft aufgenommen. Dabei handelt es sich hauptsächlich um pflanzliche Auslöser wie Blütenpollen oder Haare von Tieren. Neben Blütenpollen und Tierhaaren sind Hausstaubmilben und bestimmte Nahrungsmittel die häufigsten Auslöser von Allergieerscheinungen.

Heuschnupfen, medizinisch als allergische Rhinitis bezeichnet und die wahrscheinlich bekannteste Allergie überhaupt, wird durch Blütenpollen übertragen und betrifft vor allem Jugendliche. Interessant dabei ist die ganz ähnliche Verteilung des Vorkommens über verschiedene Länder hinweg wie bei Asthma, was darauf hinweist, dass die allergische Komponente bei Asthma noch wichtiger ist als bisher angenommen.

Wie bei den meisten Allergien hat auch beim Heuschnupfen die Zahl der Betroffenen in den vergangenen Jahren schnell zugenommen. Man schätzt, dass heute 13 Prozent der Deutschen darunter leiden, wobei junge Menschen sehr viel stärker betroffen sind als ältere.

Allergien können sich nicht nur, wie beim Heuschnupfen, an den Schleimhäuten manifestieren, sondern auch auf der Haut, in den Atemwegen und in den Verdauungsorganen.

Therapie

Grundsätzlich ist die pharmazeutische Therapie von Allergien nur gegen die Symptome gerichtet und kann die Krankheit selbst nicht heilen. Das Ziel der Therapie ist es, durch Unterdrücken der Symptome die Lebensqualität der Patienten zu verbessern und ihnen ein möglichst normales und beschwerdefreies Leben zu ermöglichen. Die wichtigsten Medikamente in der Unterdrückung von Allergiereaktionen sind Antihistaminika – das sind Stoffe, die die »Nachrichtenübertragung« der Histamine im Körper blockieren.

Die üblichen Antihistaminika, die der »zweiten Generation« dieser Wirkstoffe angehören und weniger Nebenwirkungen, wie beispielsweise Müdigkeit, hervorrufen sollen, sind Loratadin (Lisino, Livotab, Lobeta, Loralerg, Loratadura, Vividrin), Cetirizin (Ceterifug, Cetiderm, Ceti-Puren, Cetirigamma, Cetirlan, Reactine, Zyrtec) und Fexofenadin (Telfast). Der letztgenannte Wirkstoff wurde als Nachfolger für den Wirkstoff Terfenadin entwickelt, der mittlerweile in den meisten Ländern nicht mehr am Markt ist, da bei seiner Verwendung Herzrhythmusstörungen auftraten. In Deutschland ist Terfenadin nur noch in generischen Präparaten erhältlich, der Originalhersteller hat es freiwillig zurückgezogen. Auch der Wirkstoff Atemizol wurde wegen ähnlicher Nebenwirkungen vom Markt genommen.

Obwohl die Antihistaminika der zweiten und dritten Generation weniger Müdigkeit verursachen als die älteren Wirkstoffe, ist das Auftreten von Müdigkeit neben Benommenheit,

Kopfschmerzen und vereinzelt Herzrhythmusstörungen immer noch als Nebenwirkungen einiger Wirkstoffe bekannt.

Die einzige ursächliche Behandlungsmethode gegen Allergien ist die sogenannte Hyposensibilisierung, dabei wird der Organismus durch die Zufuhr langsam gesteigerter kleiner Dosen von allergieauslösenden Stoffen sozusagen an diese »gewöhnt«. Obwohl durchaus positive Ergebnisse mit dieser Methode erzielt wurden, gestaltete sich früher die praktische Durchführung aufgrund häufiger Injektionen über längere Zeit hinweg für die Patienten, besonders für Kinder, oft als belastend. Seit einigen Jahren gibt es Erleichterung durch die »Gräser-Impf-Tablette« (Grazax), die Allergieauslöser für Heuschnupfen in Tablettenform anbietet. Seit kurzer Zeit ist Grazax auch für Kinder zugelassen.

Alternative Behandlungsmethoden

Im Fall von Allergien besteht die beste Gegenmaßnahme zuerst einmal in der Vermeidung der Konfrontation mit Allergenen; womit wir nicht in Berührung kommen, kann uns nicht schaden. Bei Allergenen, die durch die Luft übertragen werden, ist das nicht weiter kompliziert: Sie können Ihre Wohnung oder Ihr Haus gründlich reinigen oder reinigen lassen, insbesondere alle textilen Materialien wie Teppiche, Möbel und Bettwäsche. Ihre Matratze können Sie mit einem Überzug aus staubdichten Material versehen.

Waschen Sie Ihre Bettwäsche oft und kaufen Sie wenn möglich Produkte aus antiallergenem Material.

Installieren Sie Luftfilter, die in kurzer Zeit die komplette Raumluft umwälzen und reinigen können.

Halten Sie beim Autofahren die Fenster geschlossen und lassen Sie die Klimaanlage laufen, wenn Ihr Wagen eine solche besitzt; sie filtert die Luft, die von außen in den Wagen kommt. Die Filter der Klimaanlage sollten bei jedem regelmäßigen Service ersetzt werden.

Lassen Sie sich von einem Arzt, der darauf spezialisiert ist, auf Allergien testen, und vermeiden Sie konsequent den Kontakt mit den dabei gefundenen Stoffen.

Vitamin C und B12 haben antihistamine Effekte. Weitere Stoffe mit antiallergenen Effekten sind Magnesium (1000 mg) und N-acetyl-cistein (ACC, 500 mg).

Antioxidantien wie Vitamin E und Selen reduzieren die Empfindlichkeit auf allergieauslösende Stoffe.

Das Flavonoid Quercetin und das Enzym Bromelain können helfen, Allergien zu bekämpfen.

Trinken Sie bewusst viel Wasser, vor allem wenn Sie akut von Allergenen betroffen sind, zum Beispiel während der Heuschnupfensaison. Der Körper schüttet Histamine als Gegenmaßnahme gegen Wasserverlust aus; wenn Sie ihm genügend Wasser zuführen, kann diese Histaminausschüttung verringert werden, und die Symptome bessern sich.

In der Schweiz ist seit einigen Jahren ein Pflanzenextrakt aus Pestwurzblättern offiziell zur Therapie von Heuschnupfen als Heilmittel zugelassen. Für dieses phytotherapeutische Mittel gibt es eine relativ gute klinische Dokumentation, die eine vergleichbare Wirksamkeit mit Antihistaminika belegt, ohne deren Nebenwirkungen (zum Beispiel Müdigkeit) zu zeigen. Der standardisierte Extrakt ist im Fall der Pestwurz dem eigentlichen Kraut vorzuziehen, da dieses für die Leber schädliche Alkaloide enthalten kann.

Asthma und Bronchitis

Asthma, oder medizinisch richtig ausgedrückt Asthma bronchiale, ist eine weitverbreitete, jedoch schwer fassbare Krankheit, im Prinzip eine chronische Entzündung der Atemwege. Die Symptome sind leicht zu erkennen: Atemnot und Hustenanfälle. Die genauen Ursachen, die Verteilung auf die verschiedenen Formen der Krankheit und die Möglichkeit einer wirksamen ursächlichen Behandlung sind nicht bekannt.

Was man halbwegs sicher über Asthma weiß, ist Folgendes: Kinder haben fast doppelt so häufig Asthma wie Erwachsene, Frauen öfter als Männer. Die Ursache kann allergisch oder nicht allergisch bedingt sein, man vermutet aber bei der Mehrzahl der Patienten eine Mischform. Beide Arten von Asthma werden durch äußere Reize ausgelöst, zum Beispiel Allergene, Medikamente, Umweltgifte und Rückfluss der Magensäure (Reflux).

Es gibt ein Nordwest-Südost-Gefälle in der Häufigkeit der Krankheit, das sich niemand erklären kann: Schottland und England haben pro Einwohner dreimal so viele Asthmafälle wie der Rest Europas, gefolgt von Deutschland, Österreich und Griechenland. In Südostasien gibt es dagegen sehr wenige Asthmapatienten. In Deutschland leiden ungefähr sieben Prozent der Bevölkerung an Asthma.

Es gibt starke Anhaltspunkte, dass Asthma durch genetische Veranlagung erblich ist und dass Heuschnupfen für viele Menschen eine Vorstufe für eine spätere Erkrankung an Asthma ist. Nichtsteroidale Antirheumatika (in diesem Buch näher beschrieben im Abschnitt über rheumatische Erkrankungen) werden teilweise als Auslöser für Asthmaanfälle vermutet und sollten von Asthmatikern nur unter ärztlicher Kontrolle eingenommen werden. Ähnliches gilt für Betablocker, die im Kapitel über koronare Herzkrankheit beschrieben sind.

Das mit Abstand am häufigsten eingesetzte Medikament gegen akute Asthmaanfälle ist Salbutamol; dieser Wirkstoff wird inhaliert und bewirkt innerhalb weniger Sekunden eine Entspannung der Luftwege im Atemsystem, sodass die empfundene Atemnot schnell verschwindet. Die Wirkung ist allerdings rein symptomatisch, das heißt gegen die Beschwerden und nicht gegen die Grunderkrankung gerichtet.

Salbutamol wird unter den Handelsnamen Apsomol, Broncho-Inhalat, Bronchospray, Cyclocaps Salbutamol, Epaq, Pädiamol, Pentamol, Salbubronch, Sultanol, Ventilastin und Volmac verkauft.

Bekannte Nebenwirkungen von Salbutamol sind erhöhter Blutdruck, erhöhter Puls, Nervosität und Unruhe, Schwindelgefühl und Übelkeit. Herzkranke sollten Salbutamol nicht anwenden, und Leistungssportler müssen es meiden, weil es als Dopingmittel gilt.

Als Behandlung der eigentlichen Erkrankung, also zwischen den Anfällen, sind vor allem Glucocorticoide im Einsatz, das sind Wirkstoffe aus der Familie der Corticosteroide. Diese wirken entzündungshemmend und immunsuppressiv, das bedeutet, dass sie Reaktionen des Immunsystems unterdrücken können, was eine erhöhte Anfälligkeit für Infektionen bewirkt. Oft eingesetzte Glucocorticoide sind Budesonid (Pulmicort), Beclometason (Rhinivict) und Prednisolon (Decortin H).

Weitere Nebenwirkungen von Glucocorticoiden sind bei länger dauernder Anwendung die Förderung von Diabetes, Magengeschwüren und Knochenschwund (Ostoporose). Bei Einnahme durch Inhalation kann Heiserkeit auftreten.

Die Bronchitis (gemeint ist damit meist die chronische Bronchitis) ist in vielerlei Hinsicht dem Asthma ähnlich und doch völlig verschieden: Bronchitis ist eine Entzündung der größeren Atemwege ohne allergische Komponente. Sie betrifft wesentlich mehr Männer als Frauen, und die Ursache ist fast immer bekannt: 90 Prozent der Bronchitispatienten sind Raucher oder ehemalige Raucher.

Die Therapie besteht daher zumeist in einer Rauchentwöhnung, zusätzlich werden schleimlösende Mittel gegeben, vor allem Acetylcistein (ACC, Acemuc, Acetyst, Bromuc, Fluimucil, Mucret, Myxofat, NAC, Phamuc, Siran), Carbocistein (Mucopront, Sedotussin muco, Transbronchin), Bromhexin (Bisolvon) und Ambroxol (Ambril, Ambrobeta, Ambrohexal, Bronchopront, Expit, Frenopect, Larylin, Lindoxyl, Mucoangin, Mucosolvan, Paediamuc, stas, tuss).

Die Nebenwirkungen dieser verschiedenen Schleimlöser sind Hautreaktionen wie Rötung, Ausschlag und Juckreiz, Magen-Darm-Beschwerden sowie Kopfschmerzen.

Alternative Behandlungsmethoden

Es gibt einige auf den ersten Blick ganz einfache Dinge, die man als Asthmakranker tun kann und die sehr viel gegen die Krankheit bewirken können.

Als Erstes: Viel Wasser trinken! Wasser hat grundsätzlich bei vielen Erkrankungen der Atemwege eine positive Wirkung, gegen Asthma gleich zwei: Wasser wirkt wie ein natürliches Antihistaminikum – das sind die Medikamente, die üblicherweise gegen Allergien verordnet werden. Auch ein ausgeglichener Wasserhaushalt kann die Freisetzung von Histaminen im Körper hemmen, hat aber im Gegensatz zu Antihistaminika keine Nebenwirkungen.

Auch die Blockierung der Atemwege durch Schleimsekret, die typisch für den Verlauf von Asthma ist, weil die Selbstreinigungsmechanismen der Lunge nicht mehr funktionieren, kann durch Wasserzufuhr gebessert werden.

Der zweite Schritt: Nehmen Sie sich die Zeit und lassen Sie umfassende Allergietests durchführen! Die Dunkelziffer von Allergien als Verursacher von Asthma ist wahrscheinlich sehr hoch, besonders bei Kindern sollten Allergien durch Erreger aus der Luft und vor allem Lebensmittelallergien abgeklärt werden. Man vermutet, dass vor allem Milch- und Weizenprodukte, Nüsse, Eier, Schokolade und Lebensmittelzusätze verantwortlich für allergisches Asthma sein können.

Sie können aber auch sozusagen »auf Verdacht« für eine Weile eine Diät mit Vollwert-Lebensmitteln durchführen, um die Zufuhr von Lebensmittelzusätzen rasch zu unterbinden.

Ein weiterer Faktor ist die Regulation der Verdauungssäfte. Ein amerikanischer Wissenschaftler hat festgestellt, dass bei fast allen Asthmatikern die Konzentration an Magensäure und Pepsin (einem Verdauungsenzym, das Bestandteil der ursprünglichen Rezeptur von *Pepsi-Cola* war) zu gering ist. Ich verwende den Ausdruck »amerikanischer Wissenschaftler« hier übrigens nicht als sinnlose Floskel, der betreffende Forscher ist ein Mediziner, der in Südkalifornien eine Privatklinik für Komplementärmedizin betreibt. Ich kenne ihn persönlich aus meiner Zeit in den USA.

Derselbe Wissenschaftler empfiehlt für Asthmatiker eine erhöhte Zufuhr an Magnesium, bis zu 1000 mg am Tag, das ist etwa das Dreifache der amtlich empfohlenen Menge für Gesunde. Magnesium fördert die Entspannung der Muskulatur der Atemwege. Unglücklicherweise senken die üblichen Medikamente gegen Asthma den Gehalt an Magnesium im Körper, das doch gerade bei dieser Krankheit gebraucht würde.

Antioxidativ wirkende Nahrungsergänzungen wie Vitamin C, aber auch Selen und Vitamin E wirken allergischen Reaktionen im Körper entgegen.

Gegen chronische Bronchitis können Fenchelöl und Anisöl angewendet werden.

Depression und Stimmungsschwankungen

Depressionen sind grundsätzlich fehlgeleitete chemische Reaktionen im Körper und keine psychologische Beeinträchtigung der Persönlichkeit. Es ist für die Betroffenen wichtig zu wissen, dass ihre Probleme nicht dadurch hervorgerufen werden, dass sie sich nicht »zusammenreißen« können oder schlechte oder instabile Menschen sind. Depression ist eine Krankheit, die rein körperlich ausgelöst wird, wie zum Beispiel auch Diabetes.

Unsere Stimmungen und unser Befinden werden viel weniger durch unseren Willen oder durch äußere Einflüsse wie Glück, Pech oder das Wetter hervorgerufen, als wir glauben. In Wirklichkeit regeln bestimmte Stoffe in unserem Gehirn, wie wir uns fühlen. Das sind die sogenannten Neurotransmitter, die bestimmen, ob wir aufgeregt, müde oder ängstlich sind.

Die beiden wichtigsten Neurotransmitter sind Dopamin und Serotonin. Vereinfacht dargestellt ist Dopamin die Substanz, die uns antreibt, während Serotonin dämpfend wirkt.

Depressionen können durch Nebenwirkungen von Medikamenten hervorgerufen werden; bekannte Kandidaten dafür sind etwa Betablocker, Steroide, die Antibabypille oder Beruhigungsmittel.

Auch die Ernährung und Genussmittel können Einfluss auf das Auftreten von Depressionen haben, beispielsweise bei einem Überangebot an Kohlehydraten, Alkohol oder Tabak.

Depression ist weiter verbreitet, als die meisten Menschen annehmen würden. Etwa jeder 20. Deutsche leidet akut darunter, und etwa jeder Achte wird einmal in seinem Leben davon betroffen sein. Frauen sind wesentlich öfter von Depression betroffen, wobei umstritten ist, ob dies nicht nur daran liegt, dass Männer weniger bereit sind, über ihre Gefühle zu sprechen und sich fremden Menschen, etwa ihrem Arzt, anzuvertrauen. Eine Bestätigung für diese These ist eventuell die Tatsache, dass mehr Männer depressionsbedingt Selbstmord begehen als Frauen.

Grundsätzlich gibt es zwei Ansätze, Depression und ähnliche psychische Erkrankungen zu therapieren: die Psychotherapie und die medikamentöse Therapie. Beide können natürlich auch miteinander kombiniert werden.

Die Therapie mit Medikamenten ist für die Kostenträger wesentlich unkomplizierter sowie preiswerter und wird daher auch wesentlich häufiger eingesetzt. So gut wie alle Wirkstoffe gegen Depression basieren auf der Beeinflussung der Botenstoffe Serotonin und Noradrenalin; dass sie wirken, ist relativ gut erforscht und belegt, wie sie genau wirken, jedoch nicht.

Da Depression eine so weit verbreitete Krankheit ist, sind Medikamente dagegen in allen Umsatzstatistiken der Pharmaindustrie ganz weit oben zu finden. Aus demselben Grund gibt es auch eine Vielzahl an Produkten, die jedoch nur in wenige Gruppen aufgeteilt sind: die SSRI, die trizyklischen Antidepressiva und die MAO-Hemmer.

SSRI ist die Abkürzung für die etwas sperrige Bezeichnung »Selektive Serotoninwiederaufnahmehemmer«. Diese sind die am häufigsten gegen Depression verordneten Medikamente. Die bekanntesten Wirkstoffe und Handelsnamen aus dieser Gruppe sind Citalopram (Cilex, Cipramil), Seropram (Citadura, Sepram, Serital), Fluoxetin (Fluctin, in den USA: Prozac), Fluvoxamin (Fevarin), Paroxetin (Seroxat, Tagonis, Euplix, Paroxat) und Sertralin (Zoloft, Gladem).

SSRI haben verschiedene Nebenwirkungen; die häufigste ist das Risiko von Magenblutungen, besonders, wenn sie in Verbindung mit anderen Medikamenten wie ASS oder NSAR (diese sind im Kapitel über rheumatische Erkrankungen beschrieben) eingenommen werden. Potenz- und Orgasmusstörungen können sowohl nach dem Beginn als auch nach dem Absetzen der Therapie auftreten. Häufig kommt es nach dem Beginn der Therapie auch zu erhöhter Nervosität. So klagten zum Beispiel rund 20 Prozent der Teilnehmer an Studien mit Fluoxetin über Schlaflosigkeit und Übelkeit sowie zwölf bis 13 Prozent über Angstgefühle und Nervosität.

Kinder und Jugendliche mit depressiven Störungen sollen nicht mit SSRI behandelt werden, da diese in Studien ein erhöhtes Risiko von suizidalem Verhalten (Selbstmordgedanken) gezeigt haben, mit Ausnahme von Fluoxetin.

Trizyklische Antidepressiva werden seit der breiten Einführung von SSRI nicht mehr so oft verordnet, weil sie mehr

Nebenwirkungen haben. Sie werden oft dann eingesetzt, wenn SSRI nicht die gewünschte Wirkung zeigen.

Die wichtigsten Wirkstoffe aus dieser Gruppe sind Imipramin, das erste Antidepressivum überhaupt, das 1958 auf den Markt kam (Tofranil, Pryleugan), Amitriptylin (Saroten, Amineurin, Novoprotect, Syneudon), Clomipramin (Anafranil, Hydiphen), Desipramin (Petylyl), Doxepin (Aponal, Doneurin, espadox, Mareen, Sinquan), Nortriptylin (Nortrilen), Opipramol (Insidon), Protriptylin (Vivactil, Concordin) und Trimipramin (Eldoral, Herphonal, Stangyl, trimidura, Trimineurin).

Die Nebenwirkungen von trizyklischen Antidepressiva sind vielfältig: Kopfschmerz, Schwindel, Übelkeit und Erbrechen, Verstopfung oder Durchfall, Blutdruckschwankungen, zu schneller oder zu langsamer Puls, sexuelle Funktionsstörungen, Schweißausbrüche, Unfähigkeit zum Autofahren oder Bedienen von Maschinen.

Trizyklische Antidepressiva dürfen auf keinen Fall mit Antidepressiva anderer Wirkstoffgruppen kombiniert werden und auch nicht mit Alkohol.

Die dritte Wirkstoffgruppe gegen Depression heißt MAO-Hemmer (abgekürzt für Monoaminooxidase-Hemmer). Sie werden eingesetzt, wenn andere Wirkstoffe gegen Depression nicht wirksam sind, vor allem bei schweren Depressionen. Die beiden gebräuchlichen Wirkstoffe in der Gruppe der MAO-Hemmer sind Moclobemid (Aurorix, Moclix, Moclobeta, Moclodura, Rimoc) und Tranylcypromin (Jatrosom).

Die Nebenwirkungen der MAO-Hemmer, vor allem von Moclobemid, sind ähnlich denen der trizyklischen Antidepressiva. Darüber hinaus ist aber eine Vielzahl von Wechselwirkungen zu beachten, die den Einsatz relativ schwierig gestalten kann: Nicht nur, dass sie keinesfalls mit anderen Antidepressiva kombiniert werden dürfen (auch nicht mit natürlichen wie Johanniskraut), es ist zudem bei der Einnahme von MAO-Hemmern eine strenge Diät zu beachten, um einen oft gefährlichen Anstieg des Blutdrucks zu verhindern. Lebensmittel, die mit MAO-Hemmern nicht kombiniert werden dürfen, sind beispielsweise Alkohol in jeder Form, vor allem Rotwein, außerdem Käse, Fisch, Erdbeeren, Schinken, Schokolade und einige andere.

Benzodiazepine

Die sogenannten »Tranquilizer« aus der Gruppe der Benzodiazepine sollen vor allem gegen Angstzustände sowie schlaffördernd und beruhigend wirken. Tatsächlich überdecken sie die Symptome nur, ohne die eigentlichen Auslöser im Körper zu bekämpfen. Dadurch werden die Patienten ohne großen Aufwand »alltagstauglich« gemacht, allerdings nicht wirklich geheilt.

Aufgrund ihrer stimmungsaufhellenden Wirkung werden Tranquilizer teilweise für die Behandlung depressiver Verstimmungen eingesetzt, es gibt jedoch Bedenken, dass Benzodiazepine Depressionen verstärken oder auslösen können. Sie wirken bei längerer Einnahme suchtbildend und unterliegen in Deutschland daher dem Betäubungsmittelgesetz. Die klassischen Wirkstoffe dieser Gruppe sind Chlordiazepoxid (Librium, Multum, Radepur), das bereits seit 50 Jahren am Markt ist, und Diazepam (Valium, Faustan, Lamra, Stesolid, Tranquase, Valiquid, Valocordin), das im Jahr 1963 eingeführt wurde.

Alternative Behandlungsmethoden

Eine alternative Behandlungsmethode stellen körperliche Aktivitäten dar, um den Sauerstoffumsatz zu erhöhen und den Kreislauf zu stärken. Diese Aktivitäten setzen Stoffe im Gehirn frei, die Angstzustände auf natürliche Weise regulieren und lindern können.

Magnesium ist ein natürliches Nerven- und Muskelrelaxans, also ein Mittel zur Entspannung.

GABA, eine Aminosäure, kann dieselben Rezeptoren im Nervensystem stimulieren wie Medikamente auf Basis von Benzodiazepam. GABA kann speziell in Situationen eingenommen werden, in denen Angst oder Stress zu erwarten sind.

Studien haben ergeben, dass Kava, das aus der Wurzel der Pfefferpflanze gewonnen wird, beruhigend, schmerzstillend und krampflösend wirkt. Es existiert eine Vergleichsstudie mit dem Psychpopharmakon Oxazepam (Praxiten, Adumbran), bei der an 39 Patienten nachgewiesen wurde, dass Kava in der Wirkung ebenbürtig, aber frei von Nebenwirkungen ist. Ein zusätzlicher Vorteil ist, dass Kava als natürlicher Wirkstoff den Patienten nicht süchtig machen kann und zu keinen Gewöhnungseffekten führt.

Depressionen können unter anderem durch Mangel an B-Vitaminen hervorgerufen werden, dies betrifft hauptsächlich B1, B6 und B12.

Als Ergänzung oder zur Kombination mit bestehender chemischer Medikation von Depressionen ist die Aminosäure Tryptophan gut geeignet. Sie stellt im Körper eine Vorstufe zu Serotonin dar, das für die Stimmungsregulierung verantwortlich ist. Tryptophan als natürliches Antidepressivum ist in allen deutschsprachigen Ländern verschreibungspflichtig; in niederer Dosierung (bis 500 mg pro Tablette) ist es in Deutschland rezeptfrei erhältlich.

Tyrosin: Diese Aminosäure ist eine Vorstufe zu den Stoffen Norepinephrin, Dopamin und Adrenalin, die für die Stimmungslage, den Geschlechtstrieb und die empfundene Lebensenergie zuständig sind. Tyrosin darf nicht mit MAO-Hemmern zusammen eingenommen werden!

Johanniskraut: Die Wirkung dieses altbekannten Heilmittels im Organismus ähnelt sehr stark der Wirkung der bekannten Serotonin-Wiederaufnahmehemmer, deren bekannteste Vertreter die Wirkstoffe Fluoxetin und Citalopram sind. Im Gegensatz zu diesen ist Johanniskraut aber arm an Nebenwirkungen und gut verträglich. In der Medizin ist mit der Bezeichnung »Johanniskraut« übrigens immer das sogenannte »Echte Johanniskraut« gemeint. Man muss in diesem Zusammenhang nämlich wissen, dass Hunderte Sorten von Johanniskrautgewächsen existieren.

Zwei Dinge muss man bei der Einnahme von Johanniskrautpräparaten beachten: Zum Ersten gibt es Wechselwirkungen mit einigen Herzmedikamenten sowie Blutgerinnungshemmern wie Marcumar und auch mit den typischen Serotonin-Wiederaufnahmehemmern, die ich gerade genannt habe. Sie sollten also nicht selbstständig Johanniskrautextrakt einnehmen, ohne dies vorher Ihrem behandelnden Arzt mitzuteilen oder mit diesem darüber zu sprechen. Zum Zweiten ist Johanniskraut keine »Akutmedikation«, die man zur kurzfristigen Behebung von Stimmungsschwankungen oder Schlafproblemen einsetzen kann. Die Wirkung setzt typischerweise erst nach ein bis zwei Wochen ein, ist aber durch Studien gut belegt.

Lichtempfindliche und hellhäutige Menschen sollten übermäßige Sonnenbestrahlung vermeiden, solange sie Johanniskraut einnehmen.

Frauen sollten beachten, dass Johanniskraut während der Schwangerschaft nicht eingenommen werden sollte, es wurde früher für Abtreibungen verwendet, wobei nicht belegt ist, ob es diesbezüglich tatsächlich gewirkt hat. Aber auch dann, wenn Sie nicht schwanger sind und es auch nicht werden wollen, ist unter Umständen Vorsicht geboten: Die Wirkung bestimmter Antibabypillen kann durch Johanniskraut herabgesetzt werden.

Licht: Die Wirkung von natürlichen Lichtspektren, die über die Augen aufgenommen werden, ist in der Behandlung von Depressionen relativ gut dokumentiert. Vor allem für die Therapie der sogenannten »saisonabhängigen Depression« oder S.A.D. hat sich der Einsatz von Tageslichtlampen gut bewährt, die leicht erhältlich sind. Noch besser ist es allerdings, pro Tag eine Stunde im Freien zu verbringen und ohne Sonnenbrille das Tageslicht über die Augen aufzunehmen, ohne allerdings direkt in die Sonne zu sehen.

Schilddrüse: Sehr wenig beachtet sind Fehlfunktionen der Schilddrüse als Auslöser von Depressionen. Vor allem eine Schilddrüsenunterfunktion – die in der Mehrzahl der Fälle bei Frauen auftritt – kann zu typischen Depressionssymptomen führen. Eine professionelle Diagnose und eine anschließende Therapie mit Schilddrüsenhormonen können in diesem Fall einfach und wirksam Besserung bringen.

Diabetes

Diabetes ist der medizinische Name für die Zuckerkrankheit, eine Stoffwechselstörung, von der jeder achte bis zehnte Deutsche betroffen ist.

Das Hauptproblem bei Diabetes ist, dass Insulin entweder nicht in genügender Menge vom Körper produziert wird (das nennt man Typ-1-Diabetes) oder im Körper, an den Zellmembranen, nicht richtig aufgenommen werden kann – das ist Typ-2-Diabetes, der sehr viel häufiger auftritt und meist erst im fortgeschrittenen Lebensalter festgestellt wird. Früher hat man Typ-2-Diabetes auch als »Altersdiabetes« bezeichnet, was aber nach dem heutigen Wissensstand nicht mehr richtig und vermutlich auch »politisch unkorrekt« ausgedrückt ist.

Insulin ist ein wichtiges Hormon, das die Aufnahme und Speicherung von Glucose, also Zucker, in unserem Körper reguliert.

Die Ursachen für die beiden Arten von Diabetes sind recht unterschiedlich: Typ 1 (früher auch als »juveniler Diabetes« bezeichnet, weil er meist im jugendlichen Alter festgestellt wird) kommt daher, dass eine Autoimmunreaktion in der Bauchspeicheldrüse oder Pankreas die Bereiche zerstört, die Insulin produzieren. Nach und nach sinkt dadurch die Insulinproduktion, bis sie ganz zum Erliegen kommt. Patienten mit Diabetes vom Typ 1 sind daher ihr Leben lang auf die externe Zufuhr von Insulin angewiesen. Mittel zur Heilung sind derzeit nicht bekannt.

Die Symptome von Typ-1-Diabetes sind starkes Durstgefühl, Austrocknung, Gewichtsverlust und manchmal Kopfschmerzen sowie Müdigkeit.

Patienten mit Diabetes vom Typ 2 dagegen produzieren Insulin, sogar wesentlich mehr als ein gesunder Mensch. Der Körper kann das ihm angebotene Insulin aber nicht oder nicht in genügender Menge aufnehmen. Da der Körper eines älteren Menschen nicht mehr so leicht dieses Überangebot an Insulin verarbeiten kann, treten Symptome meist (aber nicht immer) erst im fortgeschrittenen Alter auf.

Die Symptome von Diabetes vom Typ 2 sind viel unspezifischer und schwerer zu bemerken sowie zu diagnostizieren als bei Diabetes vom Typ 1: Es sind vor allem Müdigkeit, Hungergefühl und Stimmungsschwankungen. Alle diese Symptome können auch auf eine Vielzahl anderer Krankheiten hindeuten, daher wird Typ-2-Diabetes oft gar nicht, sehr spät oder ganz zufällig diagnostiziert.

Es gibt noch eine Anzahl anderer Formen von Diabetes, die aber viel seltener auftreten als die hier beschriebenen vom Typ 1 und 2.

Die Folgen von Diabetes, vor allem wenn er nicht richtig behandelt wird, sind sehr unangenehm: Das lebensgefährliche diabetische Koma ist hier an erster Stelle zu nennen. Diabetes kann aber auch eine Reihe von Folgeerkrankungen hervorrufen, wie Neuropathien, arterielle Verschlusskrankheit und Herzinfarkt sowie den sogenannten »Diabetischen Fuß«. Unter den letzteren Begriff fallen offene Wunden, die bis hin zur Fußamputation führen können. Nach der Meinung vieler führender Ärzte werden aber in Deutschland viel zu viele Amputationen bei Diabetikern vorgenommen, manche Mediziner behaupten sogar, jede zweite dieser Amputationen wäre nicht nötig.

Für die relativ kleine Gruppe von Patienten mit Diabetes vom Typ 1, die nur um die fünf Prozent aller Diabetes-Patienten ausmachen, gibt es derzeit keine wirksamen ursächlichen Heilungsmethoden. Sie sind auf die lebenslange Kontrolle des Insulin- und Blutzuckerspiegels durch Injektion angewiesen.

Die übliche Therapie gegen Diabetes vom Typ 2 beinhaltet zuerst fast immer einen Plan zur Gewichtsreduktion, da Übergewicht ein Risikofaktor und auch eine der Hauptursachen dieser Krankheit ist. Auch die Kontrolle des Blutdrucks ist für Diabetiker äußerst wichtig. Gewichtsreduzierung und Bewegung könnten bei einem Großteil der Patienten eine medikamentöse Therapie unnötig machen, aber nur wenige schaffen es, diese Ziele zu erreichen.

Aus diesem Grund erhalten viele Patienten antidiabetisch wirkende Medikamente. Die wichtigsten Vertreter dieser Gruppe sind die Wirkstoffe Metformin, Glibenclamid und Sitagliptin.

Metformin, das unter Handelsnamen wie Diabesin, Diabetase, Glucophage, Metfin, Siofor und anderen erhältlich ist, kann Nebenwirkungen wie Durchfall und Erbrechen hervorrufen, wobei es dann nicht weiter eingenommen werden darf.

Glibenclamid wird unter den Handelsnamen Euglucon, Glucobene und Normoglucon verordnet; als Nebenwirkung kann Unterzuckerung vorkommen, und auch Beschwerden im Magen-Darm-Trakt sind bekannt.

Sitagliptin ist das derzeit modernste Antidiabetikum und erst seit etwa drei Jahren verfügbar. Es darf nur in Kombination mit anderen Antidiabetika, meist Metformin, angewendet werden, wenn diese allein nicht die gewünschte Wirkung zeigen. Die Präparate werden als Januvia oder Xelevia verkauft, Kombipräparate mit Metformin als Janumet oder Velmetia.

Als Nebenwirkungen von Sitagliptin treten, allerdings sehr selten, Kopfschmerzen und Erkältungen auf.

Alternative Behandlungsmethoden

Es gibt seit etwa vier Jahren Nachweise durch doppelblinde Studien, dass durch die Zufuhr eines diätetischen Präparats aus Chrom und Zimt das vorhandene Insulin im Körper besser wirken kann. Diese Kombination, auch zusammen mit Zink, gibt es in einer Reihe fertiger Nahrungsergänzungsmittel zu kaufen.

Vor etwa zehn Jahren hat eine Studie im renommierten Journal *Lancet* darauf hingewiesen, dass die Aufnahme von Vitamin D offensichtlich einen großen Einfluss auf die Entstehung von Diabetes zu haben scheint. Auslöser für die Untersuchungen war die Tatsache, dass Diabetes Typ 2 in Finnland dreimal so häufig vorkommt wie in Deutschland. Man nahm an, dass die Ursache dafür in der geringeren Sonneneinstrahlung liegt, die zur Bildung von Vitamin D beiträgt.

Die Pflanzenheilkunde oder Phytotherapie kennt mehrere Kräuter, die gegen Diabetes wirksam sind:
– Bärlauch
– Heidelbeere
– Johannisbrot

Homöopathie:
– Acidum phosphoricum (Phosphorsäure)
– Fertigpräparat: Phaseolus-Similiaplex-Tropfen

Schüßler-Salze:
Nr. 8 Natrium chloratum D6 (Natriumchlorid = Kochsalz)
Nr. 27 Kalium bichromicum D12 (Kaliumdichromat)

Eine unterstützende Wirkung kann durch Akupunktur am Bauchspeicheldrüsen-Meridian erzielt werden.

Grippe und grippaler Infekt

Das Wort »Grippe« bezeichnet zwei Krankheitsbilder, die grundsätzlich ganz verschieden voneinander sind, aber ähnliche Symptome aufweisen; daher die in der Umgangssprache etwas ungenaue Benennung.

Es handelt sich bei den beiden Krankheiten um die »echte« Grippe (Virusgrippe oder Influenza) sowie um den sogenannten grippalen Infekt oder die Erkältung, in der Fachsprache »Parainfluenza« genannt.

Die Gemeinsamkeit beider Krankheiten besteht darin, dass sie meist die Atemwege befallen und Husten, Schnupfen sowie Halsschmerzen hervorrufen. Auch Fieber, Abgeschlagenheit und Schwächegefühl gehören dazu.

Der Verlauf ist aber bei den beiden Krankheiten recht verschieden: Während die Erkältung nach und nach vom Körper Besitz ergreift, setzt die Virusgrippe meist schlagartig ein und ruft innerhalb kürzester Zeit meist hohes Fieber hervor. Bei einer Erkältung hat man für gewöhnlich kein oder nur wenig Fieber. Typisch für die Virusgrippe sind auch starke Gelenk- und Muskelschmerzen sowie die längere Dauer der Krankheit – meist bis zu zwei Wochen. Eine gewöhnliche Erkältung ist in der Regel nach ein paar Tagen vorbei.

Beide Krankheiten werden durch Viren hervorgerufen. Die Erkältung kann etwa 200 ganz verschiedene Viren als Erreger haben, die Virusgrippe wird meist durch eine Form des Influenza-A-Virus ausgelöst, der sehr wandlungsfähig ist. Die vorbeugende Impfung gegen Influenza muss daher jährlich wiederholt werden, um einen Schutz gegen den gerade grassierenden Virenstamm zu bieten. In Deutschland wird etwa ein Viertel der Bevölkerung jährlich geimpft.

Die Nebenwirkungen der verwendeten Impfstoffe treten bei ungefähr jedem achten Patienten auf und bestehen meistens in Hautrötungen, Schwellungen und lokalen Schmerzen, die aber nur wenige Tage anhalten. Auch leichte grippeähnliche Beschwerden wie Fieber, Abgeschlagenheit und Gliederschmerzen können auftreten. Die Grippeimpfung kann aber nicht Grippe selbst verursachen.

Die Grippeimpfung schützt nicht vor grippalem Infekt oder Erkältungskrankheit.

Therapie

Bei bereits bestehender Krankheit kann man in schweren Fällen und bei Risikopatienten die Virusgrippe mit antiviralen Medikamenten ursächlich behandeln, vor allem mit Amantadin, Rimantadin, Oseltamivir und Zanamivir. Patienten, die keiner Risikogruppe angehören, werden nicht mit diesen Mitteln behandelt, um die Bildung von Resistenzen zu verhindern.

Für den grippalen Infekt, also die einfache Erkältung, gibt es keine ursächliche Behandlung.

Beide Krankheiten kann und soll man symptomatisch behandeln, also die Begleiterscheinungen mildern. Auch versucht man bei beiden Krankheiten in schweren Fällen, durch Gabe von Antibiotika eine zusätzliche bakterielle Infektion zu vermeiden, die im bereits geschwächten Körper zu lebensgefährlichen Komplikationen führen kann, wie zum Beispiel Hirn-, Lungen- oder Herzmuskelentzündung.

Die symptomatische Therapie besteht grundsätzlich darin, dem Körper Ruhe und Zeit zu gönnen sowie den Patienten warm zu halten.

Ausreichende Flüssigkeitszufuhr ist wichtig, vor allem deshalb, um die Schleimsekretion in Gang zu halten.

Traditionell ist es üblich, Begleiterscheinungen wie Schmerzen und Fieber durch Wirkstoffe wie Ibuprofen (Spalt Kapseln, Dolormin, Neuralgin, Brufen), Paracetamol (Paracetamol Hexal, Ben-u-ron, Benuron, Thomapyrin und Wick MediNait als Kombinationspräparate) und Acetylsalicysäure (Aspirin sowie generische Präparate, meist mit »-ASS« im Namen) zu lindern.

In neuerer Zeit gilt es allerdings als sehr umstritten, ob fiebersenkende Maßnahmen dem Grippepatienten wirklich helfen. Fieber ist eine natürliche Abwehrreaktion des Körpers und kein Teil der Krankheitssymptome. Der menschliche Körper verfügt über sehr ausgefeilte Mechanismen, um während einer Krankheit das Fieber nicht über 41 Grad Celsius ansteigen zu lassen; nur wenn das Fieber wesentlich höher steigt, sind fiebersenkende Medikamente zum Wohl des Patienten notwendig.

Es gibt genügend wissenschaftliche Untersuchungen, die die positive Wirkung von Fieber bestätigen. So konnte in Tierversuchen nachgewiesen werden, dass eine höhere Körpertemperatur die Überlebenschancen bei bakteriellen Infektionen erhöht. Studien an Menschen haben gezeigt, dass die Krankheitsdauer, zum Beispiel bei Windpocken, Schnupfen und

unkomplizierter Malaria, durch die Einnahme von Paracetamol, Ibuprofen oder Acetylsalicylsäure verlängert wird.

Auch haben die verwendeten Medikamente diverse Nebenwirkungen: Acetylsalicylsäure, also Aspirin und ähnliche Präparate, kann Übelkeit sowie Erbrechen und bei Asthmatikern
Asthmaanfälle auslösen; bei Kindern unter zwölf Jahren darf
sie nicht eingesetzt werden. Bei regelmäßiger Einnahme kann
sie außerdem Magenblutungen und Magengeschwüre hervorrufen. Paracetamol hat normalerweise wenig Nebenwirkungen, ist aber bei (auch unbeabsichtigter) Überdosierung sehr
schädlich für die Leber. In Deutschland sind daher seit ver-
gangenem Jahr Packungsgrößen mit mehr als zehn Gramm
Wirkstoff (20 Tabletten) verschreibungspflichtig geworden.
Außerdem existieren seit Neuestem Studien, die Paracetamol
als möglichen Auslöser für Asthma und Ekzeme sehen. Ibuprofen kann bei längerer Einnahme und/oder höherer Dosis
Magenblutungen, Magengeschwüre und Gastritis hervorrufen; es sollte außerdem nicht von Patienten mit Leber- oder
Nierenschädigungen eingenommen werden.

Nasensprays, die die Schleimhäute abschwellen lassen sollen,
dürfen nur für kurze Zeit angewendet werden. Sie führen
sonst zu Gewöhnungseffekten und zum Austrocknen der
Schleimhäute.

Alternative Behandlungsmethoden

Obwohl die Studienlage zum Einsatz von hoch dosiertem
Vitamin C umstritten ist, gibt es doch recht haltbare Untersuchungen, die die Wirksamkeit bestätigen. Sowohl eine Stärkung des Immunsystems, die durch Vitamin C erreicht werden kann, als auch gewisse antibakterielle und antivirale Wirkungen sind im Einsatz gerade gegen grippale Infekte nützli-

che Hilfsmittel. Man kann in akuten Phasen je nach Körpergewicht bis zu 5 g täglich einnehmen, bei Auftreten von Durchfall muss die Dosis allerdings verringert werden.

Sehr beliebt zur Verkürzung der Krankheitsdauer ist Echinacea (Sonnenhut). Die Echinacea-Tropfen sollten so früh wie möglich während der Entstehung der Krankheit eingenommen werden. Die Wirkung beruht auf einer Stimulierung des Immunsystems, vor allem der Phagozyten, und der vermehrten Ausschüttung von Interleukinen und Interferonen.

Traditionell werden bei einem grippalen Infekt Schwitztees aus Holunder und Lindenblüten mit Erfolg angewendet.

Zink kann in Form von Lutschtabletten sowohl vorbeugend als auch während einer Erkrankung eingenommen werden.

In der Homöopathie gibt es verschiedene Ansätze, grippale Infekte zu behandeln. Geeignete homöopathische Mittel sind Aconitum (Eisenhut), Bryonia (Zaunrübe), Eupatorium perfotiatum (Wasserdost) und Gelsemium (Gelber Jasmin).

Für Menschen, die sich nicht so detailliert mit Homöopathie auseinandersetzen wollen, gibt es fertige homöopathische Kombinationsmittel wie GrippHeel, Infludo oder toxi loges, die eine sinnvolle Zusammensetzung von homöopathisch wirksamen Stoffen gegen Erkältung enthalten.

Speziell für die Behandlung von Husten existieren pflanzliche Kombipräparate wie Weleda Hustenelixier, Monapax und Isephca.

Generell sollte bei schleimigem Husten der Konsum von Milch für einige Zeit reduziert werden.

Wie weiter oben schon beschrieben, ist Fieber kein schädliches Krankheitssymptom, sondern ein Teil der gesunden Abwehr- und Heilungsreaktion unseres Körpers; es soll durch die erhöhte Körpertemperatur die Überlebensbedingungen für Krankheitserreger verschlechtern. Auch andere lästige Beschwerden einer Erkältung sind Abwehrreaktionen: So soll zum Beispiel das Schnupfensekret Krankheitserreger aus dem Körper ausschwemmen.

Fieber sollte man also nur dann zu senken versuchen, wenn es dem Patienten gefährlich werden kann. Das ist entweder dann der Fall, wenn es höher als 41 Grad Celsius steigt oder wenn der Patient ein kleines Kind, ein alter Mensch oder generell schon sehr geschwächt ist.

Homöopathische Mittel gegen Fieber sind vor allem Aconitum, Belladonna und Ferrum phosphoricum.

Ein altes und wirksames Hausmittel, um Fieber zu senken, sind kalte Wickel. Dabei werden feuchte Tücher, Handtücher oder Ähnliches um die Füße gewickelt, darüber wird eine weitere Lage trockener Handtücher gelegt. Die Temperatur des verwendeten Wassers soll dabei ungefähr zehn Grad Celsius betragen, noch besser wirksam ist Wasser, das mit Essig vermischt ist. Die Anwendung dauert zehn Minuten und sollte zweimal hintereinander erfolgen.

Phytotherapie:
– Holunder
– Malve (gegen Husten)
– Pfefferminze
– Salbei

Herz-Kreislauf-Erkrankungen, Blutdruck

Die häufigste Todesursache in den westlichen Industrienationen sind seit der erfolgreichen Bekämpfung der Infektionskrankheiten Herz-Kreislauf-Erkrankungen, vor allem die Koronare Herzkrankheit oder kurz KHK. Jeder zweite Leser dieses Buches wird voraussichtlich irgendwann an einer Herz-Kreislauf-Erkrankung sterben!

Im Gegensatz zu der zweithäufigsten Todesursache, nämlich Krebs, ist die KHK in ihren Ursachen gut erforscht. Gegen Krebs kann man kaum vorsorgen (außer gegen Lungenkrebs: nicht rauchen!), gegen Herzerkrankungen hingegen kann man eine Menge unternehmen, auch schon, bevor sie auftreten.

Der Begriff KHK ist in der Medizin nicht einheitlich definiert, im Allgemeinen bedeutet er, dass aus verschiedenen Gründen der Herzmuskel nicht genügend Sauerstoff bekommt. Das passiert meistens deshalb, weil die Wände der Blutgefäße nahe des Herzens, die sogenannten Herzkranzgefäße, mit Schlackestoffen zugesetzt sind und dadurch ihr Querschnitt zu klein wird, also ein Effekt auftritt, der ganz dem von verkalkten Wasserleitungen in einem alten Haus ähnelt.

Diese Ursache kann dann zu verschiedenen Ausprägungen einer Herzkrankheit führen; weit verbreitet sind Angina pectoris, Herzinsuffizienz, Herzrhythmusstörungen und Infarkte.

Angina pectoris kommt in zwei Formen vor: Die sogenannte stabile Angina pectoris ist sehr verbreitet und in ihrem Auftreten und ihrer Beherrschung gut voraussagbar. Sie tritt vor allem nach körperlicher Belastung, aber auch nach zu schwerem Essen auf und äußert sich in einem Druckgefühl in der

Brust, Atemnot und Herzrasen. Körperliche Ruhe und die sofortige Gabe von Nitroglyzerin (Handelsnamen: Nitrolingual, Corangin, Nitrangin, Deponit, Perlanganit, Trinitrosan), das schnell die Gefäße erweitert, bessern normalerweise die Symptome binnen kürzester Zeit. Nitroglyzerin ist übrigens identisch mit dem gleichnamigen Sprengstoff, aus dem Alfred Nobel, der Stifter des Nobelpreises, seinerzeit das Dynamit entwickelte. Alfred Nobel wurde auch mit Nitroglycerin gegen seine Angina pectoris behandelt.

Die Nebenwirkungen von Nitroglycerin sind eine mögliche Erhöhung des Hirndrucks, Herzrasen, Hitzewallungen und Kopfschmerz. Wichtig ist bei der Einnahme von Nitroglycerin, das übrigens korrekt Glyceroltrinitrat heißt, dass der Patient bis drei Tage davor auf keinen Fall das Potenzmittel Sildenafil (Viagra) eingenommen haben darf, da sonst lebensgefährliche Wechselwirkungen auftreten können.

Oft wird Patienten mit stabiler Angina pectoris die langfristige Einnahme von geringen Dosen ASS (Aspirin) empfohlen, um das Entstehen von Thrombosen in den Herzkranzgefäßen zu verhindern.

Während die stabile Angina pectoris gut beherrschbar ist, tritt die instabile Angina pectoris auch ohne akute körperliche Belastung und sozusagen »überraschend« auf. In diesen Fällen muss sofortige ärztliche Hilfe in Anspruch genommen werden, da ein hohes Risiko für einen Herzinfarkt besteht.

Beide Formen von Angina pectoris stellen in Deutschland die häufigste Ursache für die Einweisung von Patienten in ein Krankenhaus dar. Die übliche Therapie besteht im Einsatz von oben erwähntem Nitroglycerin, meistens als Spray oder Tabletten, fallweise auch als Hautpflaster. Wenn ein Verdacht auf einen drohenden Herzinfarkt besteht, gibt man dem Patienten zusätzlich ASS (Aspirin) und/oder Blutgerinnungshemmer wie Calciparin, Thrombareduct oder Vetren.

Weitere Möglichkeiten in der Anginatherapie sind Medikamente, die auch zur Kontrolle von Bluthochdruck (Hypertonie) eingesetzt werden; es sind dies vor allem Betablocker und Calciumantagonisten.

Betablocker sind seit den 1960er-Jahren sehr verbreitete Medikamente gegen Bluthochdruck und Koronare Herzkrankheit, sie dämpfen die Wirkung der Hormone Adrenalin und Noradrenalin, die auch als »Stresshormone« bezeichnet werden.

Weil sie so oft eingesetzt werden, sind auch eine Menge verschiedener Betablocker unter vielen verschiedenen Handelsnamen auf dem Markt. Einige davon sind Metoprolol (Beloc, Jeprolol, Jutabloc, Lopresor, Meprolol, Prelis), Propranolol (Beta-Tablinen, Dociton, Obsidan, Prophylux) und Atenolol (Juvental, Tenormin). Metoprolol allein macht ungefähr ein Drittel des gesamten Marktes an Betablockern aus.

Alle Betablocker weisen in etwa die gleichen Nebenwirkungen auf, nämlich verlangsamter Puls (Bradykardie), Asthma, Herzinsuffizienz, Müdigkeit, depressive Zustände, Gedächtnisstörungen und Potenzstörungen beim Mann.

Betablocker dürfen daher von Asthmatikern bei Vorliegen von Herzinsuffizienz und bei bestehender Bradykardie nicht eingenommen werden; auch dürfen sie auf keinen Fall zusammen mit bestimmten Calciumantagonisten verwendet werden.

Calciumantagonisten haben ein ähnliches Anwendungsgebiet wie Betablocker, ihr Wirkmechanismus ist aber ein völlig anderer. Sie senken die Aufnahme von Calcium in den Muskelzellen, dadurch können sich die Muskeln der Blutgefäße weniger zusammenziehen, die Gefäße werden dadurch erweitert, und der Blutdruck wird gesenkt. Ein bestimmter Typ von Calciumantagonisten kann auch die Herzfrequenz absenken.

Die wichtigsten Calciumantagonisten sind Verapamil (Isoptin), Gallopamil (Procorum), Diltiazem (Dilzem), Nitrendipin (Bayotensin), Felodipin (Plendil, Modip, Munobal), Amlodipin (Norvasc), Nifedipin (Adalat), Lercanidipin (Carmen, Corifeo), Nimodipin (Nimotop), Nicardipin (Antagonil), Lacidipin (Motens), Isradipin (Lomir, Vascal), Nisoldipin (Baymycard), Nilvadipin (Escor, Nivadil) und Manidipin (Manyper).

Die bekanntesten Nebenwirkungen sind Ödeme an den Beinen, Flush (Hautrötungen, vor allem im Gesicht), verlangsamter oder übermäßig schneller Herzschlag (Bradykardie oder Tachykardie), Verstopfung, Kopfschmerzen und Potenzstörungen beim Mann.

Falls die Behandlung mit Medikamenten nicht den gewünschten Erfolg erzielt, muss eine operative Therapie praktiziert werden. Die gebräuchlichsten Techniken sind die Dilatation und der Bypass. Dilatation bedeutet das Aufweiten der Herzkranzgefäße durch einen kleinen Ballon, der mit einem Katheter direkt in das Gefäß platziert und dann aufgeblasen wird. Dadurch wird der Querschnitt des »verstopften« Blutgefäßes erweitert sowie die Durchflussmenge und die Sauerstoffversorgung wieder verbessert. In den vergangenen Jahren ist es sehr gebräuchlich geworden, solche Erweiterungen der Gefäße durch einen sogenannten Stent zu stabilisieren. Es handelt sich dabei um ein kleines Rohr aus Drahtgitter, das an der vorgesehenen Stelle aufgeweitet wird und dafür sorgt, dass das Gefäß durchgängig bleibt.

Bei der Bypassoperation bildet man aus Blutgefäßen anderer Körperteile, meist aus dem Bein, eine »Umleitung« für das Blut.

Eine ganz wichtige Rolle in der Bekämpfung der KHK spielen die Vorsorge und der Ausschluss von Risikofaktoren. Im Gegensatz zur Krebserkrankung, die immer noch mehr oder weniger »Schicksal« ist, kann man dem Auftreten von KHK durch einen geeigneten Lebensstil zu einem großen Teil vorbeugen. Dabei gibt es einige unumstrittene Faktoren und einige, die gerade in letzter Zeit heftig diskutiert werden.

Die wichtigsten Faktoren, die laut einschlägigen, mehrjährigen Studien das Risiko für Herzinfarkte und Herztod am meisten beeinflussen, sind die Ernährung (Risikoreduktion von zwölf bis 38 Prozent) und die Handhabung von Stress (Risikoreduktion von 20 Prozent). Die Effizienz fettarmer oder mediterraner Kost (mehr Olivenöl, weniger tierische Fette, mehr Fisch, weniger Fleisch, viel Gemüse) lässt sich schon daran messen, dass in den Mittelmeerländern wesentlich weniger Fälle von KHK und Bluthochdruck gezählt werden als in Nordeuropa oder den USA.

Die seelische Komponente von KHK ist nicht zu vernachlässigen. Dass Stress und psychische Belastungen das Risiko für Herzerkrankungen erhöhen, hat sich sogar in unserem alltäglichen Sprachgebrauch seit Langem etabliert: »Das geht mir zu Herzen« oder »das Herz brechen« sind nur zwei von vielen bekannten Redewendungen zu diesem Thema. Stressmanagement ist eine Aufgabe, mit der die Betroffenen selbst oft überfordert sind. Es empfiehlt sich in solchen Fällen professionelle Hilfe durch Coaches, Therapeuten oder Kurse.

Weitere Risikofaktoren, die hinreichend erforscht sind, sind das Rauchen und der Mangel an körperlicher Bewegung. Die

Risikoreduktion durch Raucherentwöhnung ist am höchsten bei Patienten, die bereits einen Herzinfarkt überlebt haben; dies ergibt jedenfalls die Studienlage.

Selbstverständlich ist es wichtig, dass bestehender Bluthochdruck kontrolliert und sinnvoll therapiert wird; für Patienten mit Diabetes ist eine effiziente Kontrolle und Einstellung des Insulinspiegels unerlässlich.

Erhöhter Blutdruck oder Hypertonie ist generell der bekannteste Risikofaktor für KHK. In Deutschland haben bis zu 50 Prozent der Bevölkerung einen zu hohen Blutdruck, das bedeutet einen Wert von mehr als 140 systolisch und/oder 90 diastolisch. Hypertonie hat fast nie eine Ursache in einer körperlichen Erkrankung, sondern ist in 90 bis 95 Prozent der Fälle eine sogenannte »essenzielle« Hypertonie, das heißt, sie steht für sich selbst. Die wenigen Fälle, in denen der Bluthochdruck eine körperliche Krankheit als Ursache hat, basieren meistens auf Nierenerkrankungen oder Störungen des Hormonsystems.

Die Medikamente, mit denen Bluthochdruck behandelt wird, sind einerseits die bereits für die Therapie von KHK erwähnten Betablocker und Calciumantagonisten; zusätzlich sind noch ACE-Hemmer und AT-1-Antagonisten üblich, die das Hormon Angiotensin regulieren, das im Körper für die Kontrolle des Blutdrucks zuständig ist, und Diuretika, die die Flüssigkeitsmenge im Gefäßsystem verringern, sodass der Druck in diesem sinkt.

Die derzeit gebräuchlichen ACE-Hemmer sind Captopril (Adocor, Captoflux, Captogamma, Cor Tensobon, Jucapt, Lopirin Cor, Tensiomin, Tensobon, Tensostad), Enalapril (Benalapril, Corvo, Elpradil, Enabeta, Enadigal, Jutaxan, Xanef), Fosinopril (Dynacil, Fositens), Lisinopril (Acerbon

Lisidigal, Lisigamma) und Ramipril (Delix, Ramicard, Rami-
claire Tritace, Vesdil).

Zusätzlich zu den genannten Handelsnamen gibt es eine ganze Menge von Kombinationspräparaten. Was es damit auf
sich hat, habe ich am Anfang dieses Buchs bereits beschrieben: Sie sollen einerseits die Wirkung der Einzelkomponen-
ten (oft trotz geringerer Dosis) optimieren und andererseits
oft aus kaufmännischen und patentrechtlichen Gründern das
Produkt als neu und modern erscheinen lassen.

Die bekanntesten Nebenwirkungen der ACE-Hemmer betreffen die Atemwege und äußern sich vor allem als Hals-
schmerz, Heiserkeit und trockener Husten, die anfänglich bei
bis zu einem Drittel der Patienten auftreten. Außerdem kann
es zu Hypotonie, also zu niedrigem Blutdruck, kommen.

Diuretika waren früher die ersten verfügbaren Blutdruck-
senker und sind auch heute noch weit verbreitet, nicht zuletzt
wegen ihres günstigen Preises. Sie wirken meist besonders gut
bei Frauen und bei älteren Patienten. Der Wirkmechanismus
besteht im Prinzip darin, dem Körper über die Nieren Wasser
zu entziehen, sodass auch im Blutkreislauf weniger Flüssig-
keit enthalten ist und der Druck sinkt.

Diuretika wirken relativ schwach blutdrucksenkend und werden daher oft in Kombination mit anderen Blutdrucksenkern
angewendet. Oft ist ein Diuretikum das erste Präparat, das
der Arzt an einem Patienten »probiert«, wenn dieser wegen
Hypertonie neu »eingestellt« wird; das bedeutet im Prinzip,
dass der Organismus an eine Dauermedikation gewöhnt wird.

Die wichtigsten Wirkstoffe und Handelsnamen unter den
Diuretika sind die Thiazide, etwa Hydrochlorothiazid (HCT)
und Xipamid (Aquaphor), die Schleifendiuretika wie Furo-

semid (Lasix, Furorese), Torasemid und Piretanid (Areli) sowie kaliumsparende Diuretika wie Amilorid (Amiloretik,
Diaphal, Diursan, Tensoflux) und Triamteren.

Die möglichen Nebenwirkungen gängiger Diuretika sind
Schwächegefühl, Schwindel, Müdigkeit, Entwässerung, Hypotonie (niedriger Blutdruck) und Potenzstörungen beim Mann.

Sicher ist Ihnen aufgefallen, dass es eine große Menge von
verschiedenen Wirkstoffen und Handelsmarken in der Therapie von Bluthochdruck und KHK gibt. Der Grund dafür liegt
auf der Hand: Es gibt weltweit eine riesige Anzahl von Patienten mit diesen Krankheiten, daher ist es ein sehr interessantes Geschäft, solche Präparate herzustellen und zu verkaufen.
Das Segment »Bluthochdruck/KHK« ist in den Umsatzaus-
wertungen der Pharmaindustrie der größte Umsatzbringer,
wobei die genauen Umsatzverteilungen davon abhängen, welche statistischen Kriterien man heranzieht und in welchem
Markt oder Teilmarkt man genau zählt.

Patienten mit Bluthochdruck werden so gut wie immer und
Patienten mit KHK sehr oft für den Rest ihres Lebens auf
bestimmte Präparate »eingestellt«. Das bedeutet im kaufmännischen Bereich, dass ein solcher Patient regelmäßig Umsatz
generiert, im Prinzip solange er lebt.

In diese Richtung zielen auch offensichtliche Bestrebungen,
die erwünschten Normwerte für einen »normalen« Blutdruck
weiter abzusenken. Wir werden dadurch wahrscheinlich in
wenigen Jahren einen Zustand erreicht haben, bei dem abso-
lut kein Mensch mehr ab dem 60. Lebensjahr als »gesund«
bezeichnet werden darf, soweit es seinen Blutdruck betrifft.

Sofern man einmal den riesigen pharmazeutischen, medizinischen und kaufmännischen Aufwand betrachtet, der zur The-

rapie von Hypertoniepatienten betrieben wird, muss das Ergebnis etwas enttäuschen: Nur rund 20 Prozent der Patienten mit Bluthochdruck erreichen dauerhafte Blutdruckwerte von 140/90 oder darunter. Man muss fairerweise dazu anmerken, dass die Sterblichkeit bei unbehandelten Blutdruckpatienten jedoch signifikant über der von konventionell gegen Hypertonie behandelten Patienten liegt.

Cholesterinsenker

Seit beinahe 50 Jahren wird die medizinische Wissenschaft, unterstützt von der Pharmaindustrie und den Massenmedien, nicht müde, uns vor den Gefahren eines angeblich überhöhten Cholesterinspiegels zu warnen. Wessen Cholesterinwerte über dem Normwert (der laufend nach unten korrigiert wird, um möglichst vielen Menschen Angst zu machen) lägen, der sei in akuter Gefahr, an Arteriosklerose oder Herzinfarkt schwer zu erkranken. Besonders das unschuldige Hühnerei sei eine gefährliche Cholesterinbombe, die es unbedingt zu vermeiden gelte. Die Rede ist hier vom LDL-Cholesterin (Low Density Lipoprotein), dem im Volksmund so bezeichneten »bösen« Cholesterin, und nicht vom »guten« HDL-Cholesterin.

Es ist kein Zufall, dass cholesterinsenkende Medikamente zu den umsatzstärksten Pharmaprodukten weltweit zählen. Man schätzt, dass damit ungefähr 30 Milliarden Dollar jährlich umgesetzt werden.

Zu diesem Themenkreis möchte ich ein paar Fakten anführen: Cholesterin ist ein für unseren Körper lebenswichtiges Lipid. Über 90 Prozent des Bedarfs werden vom Körper selbst produziert, nur ein kleiner Teil wird mit der Nahrung aufgenommen. Das in der Nahrung enthaltene Cholesterin kann vom

Körper nur zu einem Drittel bis zur Hälfte aufgenommen werden, es ist also relativ unerheblich, wie viel Cholesterin im Essen enthalten ist.

Der durchschnittliche Cholesterinwert beträgt bei Erwachsenen ungefähr 250 mg/dl, Werte bis 350 mg/dl sind unbedenklich. Eine Senkung des Normwerts auf 200 mg/dl hat nur den Zweck, »Kranke« zu produzieren, die Medikamente benötigen; vor 30 Jahren lag dieser Normwert noch bei 280 mg/dl.

Die Auswertung mehrerer Studien mit sehr hohen Teilnehmerzahlen hat ergeben, dass Cholesterin keinen Einfluss auf die Entwicklung von Arteriosklerose oder Herzinfarkt hat, dass hohe Cholesterinwerte mit hoher Lebenserwartung und geringer Krebshäufigkeit einhergehen und dass eine Senkung des Cholesterinspiegels zu Todesfällen und vermehrtem Auftreten von Krebs führt.

Die Analyse dieser Forschungsergebnisse und die Schlussfolgerungen daraus stammen nicht von irgendwelchen fortschrittsfeindlichen Wirrköpfen, sondern von einem hoch angesehenen Vertreter des medizinischen Establishments: Professor Walter Hartenbach war früher Chef der Chirurgie an der städtischen Klinik in Wiesbaden und hat das Thema umfassend in seinem Buch *Die Cholesterin-Lüge* behandelt.

Lassen Sie sich die Lust an Ihrem Frühstücksei also nicht von Ihrem Arzt vergällen, wenn er noch an die traditionelle Verleumdung des Cholesterins glaubt!

Alternative Behandlungsmethoden

An dieser Stelle möchte ich ausnahmsweise die Begrifflichkeiten etwas flexibel handhaben und zu den »komplementären« oder »alternativen« Behandlungsmethoden auch die »nicht-medikamentösen« zählen, obwohl diese eigentlich traditionell zu den schulmedizinischen Verfahren und Empfehlungen gehören und normalerweise vom Hausarzt zusammen mit den üblichen Blutdrucksenkern und Herzmitteln empfohlen werden.

Voranstellen möchte ich folgende Tatsache: Die Wirkung einer grundlegenden Umstellung des Lebensstils aufgrund einiger einfacher und wenig aufwendiger Grundsätze kann die Erfolge der herkömmlichen Medikamente wesentlich übertreffen!

Diese auf den ersten Blick gewagte Feststellung stammt nicht von mir, sondern kommt aus Kreisen durchaus traditioneller Schulmediziner. Es existieren groß angelegte Studien, die die Wirkung jeder einzelnen Maßnahme wie »fettarme Kost«, »Raucherentwöhnung« usw. auf die genaue Messung der Blutdruckwerte umlegen.

Ich fasse hier in den meisten Ratschlägen die Maßnahmen für Bluthochdruck und für Koronare Herzkrankheit zusammen, weil der eine die Vorstufe für die andere sein kann und weil sich die Mechanismen von Krankheit und Vorbeugung bei beiden sehr ähneln.

Übergewicht

Die Reduktion von Übergewicht kann den Bluthochdruck mehr bessern als jede andere nichtmedikamentöse Maßnahme. Ganz nebenbei könnte man dadurch sehr viele Fälle von Diabetes Typ 2 (alias »Altersdiabetes«) ganz ohne Medikamente in den Griff bekommen. Leider ist das Abnehmen schwerer, als es beim Lesen dieses Buches oder beim Fassen guter Vorsätze erscheint. Das normale Verfahren besteht darin, dass der Arzt nach dem Blutdruckmessen und dem Ausstellen eines Rezepts nachdenklich den Blick an Ihrem Körper hinuntergleiten lässt und etwas Unverbindliches über Ihr Gewicht sagt, etwa: »Aber mit Ihren Kilos müssen wir schon was machen, nicht wahr?« Dann ist es an Ihnen, schuldbewusst zu nicken, heimzufahren und die »Morgen-Diät« zu praktizieren (»Morgen fange ich an.«).

Der Arzt hat damit seine Pflicht erfüllt, neben dem Verteilen von Medikamenten auch zu Ihrem gesunden Lebensstil beizutragen; Sie selbst haben das Problem aber nur vor sich hergeschoben.

Sein Körpergewicht auf ein gesundes Maß zu bringen und anschließend auch dort zu halten ist beileibe nicht einfach. So wie man eine Sucht nur loswerden kann, wenn man sich der Größe und Schwierigkeit der Aufgabe bewusst ist, kann man auch nur dann abnehmen, wenn einem klar ist, dass dieses Vorhaben sehr schwer ist, dass man es aber trotzdem schaffen kann.

Eine genaue Anleitung zur Gewichtsreduktion passt natürlich nicht in dieses Kapitel; da müsste ich schon ein eigenes Buch über das Abnehmen schreiben, und vielleicht mache ich das ja auch wirklich irgendwann einmal. Vorher würde ich noch gerne fünf oder sechs Kilogramm verlieren, um dabei glaubwürdig zu wirken.

Es gibt einige gut funktionierende Systeme zur Gewichtsreduktion, die zum Teil auf ganz verschiedenen Ansätzen basieren – natürlich gibt es noch viel mehr nicht funktionierende oder ungesunde oder nur kurz wirksame Diätmodelle. Die Journalisten von Frauenzeitschriften sowie Geschäftemacher bei Pyramidenvertrieben und im Internet sorgen dafür, dass Sie fast jeden Tag eine neue »Wunderdiät« genießen können, bei der man sich fragt, warum es überhaupt noch Übergewichtige gibt, wenn der Weg zur Traumfigur doch so einfach ist.

Ohne ins Detail zu gehen: Der Weg zum gesunden Gewicht und zur guten Figur fängt im eigenen Kopf und mit dem eigenen Willen an, sonst nirgends. Alles, was Ihnen verspricht, dass Sie ohne Anstrengung, Entschlusskraft und Planung Gewicht verlieren können, ist mit ziemlicher Sicherheit eine Illusion.

Das Ziel ist es wert: Sie können mit hoher Wahrscheinlichkeit den Rest Ihres Lebens ohne blutdrucksenkende Medikamente verbringen, sehen attraktiver aus und fühlen sich wohler in Ihrem Körper.

Ernährungsumstellung

Auch hier führt der Weg zum Erfolg über Ihren eigenen Kopf, über Ihre Ansichten und Glaubenssätze. Nur wenn Sie mit sich selbst darüber im Reinen sind, dass ein schöner Fisch genauso gut schmecken kann wie ein Schweinebraten, dass ein Gourmetmenü auch mit Olivenöl statt mit Butter gekocht sein kann und dass frisches Obst den Hunger auf Süßes stillen kann, werden Sie diese Dinge gern und selbstverständlich in Ihr Leben einbauen. Und nur dann, wenn Sie eine Umstellung auf eine bessere Ernährung nicht als Opfer, sondern als schmackhafte Entdeckung erleben, werden Sie dabeibleiben.

Wenn Sie so leben und essen wie ein italienischer Feinschmecker, können Sie für Ihren Blutdruck fast genauso viel Gutes tun, wie wenn Sie schon zehn Kilogramm abgenommen hätten. Fettarme mediterrane Küche senkt den Blutdruck in gleicher oder besserer Weise, wie mehrmals in der Woche eine halbe Stunde leichten Sport zu treiben!

Bewegung

Natürlich sollten Sie sich trotzdem mehr bewegen. Gut sind leichtes Laufen, Wandern oder Schwimmen. Schlecht ist Kraftsport, außer, sie sind daran bereits gewöhnt. Der wichtigste Punkt ist auch hier, dass Sie die Aktivität nicht als Opfer betrachten, sondern als selbstverständlich in Ihr Leben einbauen. Wenn Sie zum Beispiel als Dame jede Woche den Friseur aufsuchen, der zwei oder drei Kilometer von Ihrem Haus entfernt ist, können Sie diese Strecke zu Fuß gehen. Oder auf dem Weg vom Büro nach Hause einmal in der Woche die letzte Etappe von der U-Bahn nach Hause nicht mit dem Bus realisieren, sondern stattdessen die 20-Minuten-Strecke laufen. Oder die zwei Stockwerke ins Büro nicht mit dem Lift fahren – auf den muss man sowieso immer warten, es riecht darin schlecht, und er ist oft überfüllt –, sondern den Treppenaufgang benutzen. Auf diese Art schaffen Sie, wenn Sie auch für den »Abstieg« nicht den Lift benutzen und das Ganze während der Mittagspause wiederholen, jeden Monat 500 Höhenmeter – nach eineinhalb Jahren haben Sie im Büro dann 8800 Höhenmeter zu Fuß bewältigt, das entspricht der Höhe des Mount Everest. Haben Sie gewusst, dass Sie so sportlich sind?

Es gibt für jeden Menschen in jeder Lebenssituation solche Möglichkeiten, sich Bewegung zu verschaffen, ganz ohne gute Vorsätze, Mitgliedsbeiträge im Fitnessclub, frühes Aufstehen, Muskelkater und ohne Kampf gegen die eigene Trägheit.

Sie werden sich nicht nur besser fühlen, sondern auch Ihr Blutdruck wird durch regelmäßige leichte Bewegung sinken, laut einschlägigen Studien um 5 bis 10 mmHg, also zum Beispiel von 150/100 auf 140/90!

Kochsalz

Etwa die gleiche Reduktion des Bluthochdrucks wie durch ein einfaches Bewegungsprogramm können Sie erzielen, wenn Sie damit aufhören, zu viel Salz in Ihr Essen zu geben. Wie die anderen bereits beschriebenen Dinge handelt es sich hierbei ohnehin nur um eine Gewohnheit, die man sehr schnell annehmen kann. Versuchen Sie stattdessen, Ihr Essen durch die Verwendung anderer Gewürze zu verfeinern, zum Beispiel mittels einer kleinen Mühle mit Peperoncino vom italienischen Spezialitätenladen.

Alkohol

Eine etwas geringere Wirkung auf den Blutdruck hat das Reduzieren der regelmäßig getrunkenen Menge an Alkohol. Pro Tag sollte die Menge von umgerechnet einem halben Liter Bier oder einem Viertelliter Wein nicht überschritten werden, die Werte für Frauen liegen noch etwas darunter.

Rauchen

Sich das Rauchen abzugewöhnen hat keine direkte Wirkung auf den Blutdruck, aber auf den allgemeinen Zustand der Blutgefäße.

Die psychosomatische Komponente

Viele, aber nicht alle Hypertoniepatienten erfüllen bestimmte Verhaltensmuster, die das Entstehen oder das Anhalten von Bluthochdruck zu begünstigen scheinen. Solche Menschen sind nie so ganz zufrieden mit der eigenen Leistung und der Leistung anderer. Der typische »Cheftyp« mit Übergewicht, Glatze, rotem Gesicht und regelmäßigen cholerischen Anfällen gegenüber seinen Mitarbeitern ist ein überspitztes, aber treffendes Bild dieses Menschenschlages. Aber auch stille Menschen können sich selbst übermäßig durch Selbstzweifel und nie enden wollende Grübelei unter Druck setzen, bis der Körper reagiert und diesen Druck als chronische Krankheit auslebt.

Falls Sie sich in den beschriebenen Wesenszügen wiederfinden, könnten Sie sich vielleicht selbst einen Gefallen tun und sich Entspannungstechniken aneignen, die Ihren Körper mit Ihrem Geist und Ihrer Seele wieder versöhnen oder zumindest dabei helfen, einen Schritt in diese Richtung zu tun. Dabei ist es nicht wirklich wichtig, ob Sie Yoga, autogenes Training oder eine Muskelentspannungstechnik lernen und praktizieren; die Effekte sind sich meist verblüffend ähnlich. Wählen Sie das aus, was Ihrem Geschmack und Ihren Glaubenssätzen entspricht und was in Ihrem Umfeld angeboten wird. Sie können Berater oder Coaches finden, Sie können an Ihrer Volkshochschule an Kursen teilnehmen, Sie können sich Entspannungstechniken aus Büchern aneignen oder Hörbücher auf CD verwenden.

Homöopathie:
– Crataegus D12: bei stabiler Angina pectoris
– Aconitum D6: in der hypertonen Krise
Die meisten erfahrenen Homöopathen empfehlen jedoch, für

jeden Hypertonie-Patienten individuell anhand der Repertorien seine Mittel zu finden.

Schüßler-Salze:
– Nr. 15 Kalium jodatum D6 (Kaliumjodid)

Nahrungsergänzungen:
– Vitamin C (ca. 1000 mg/Tag)
– Calcium (ca. 1000 mg/Tag)
– Magnesium (ca. 300 mg/Tag)

Infektionskrankheiten

Der Begriff »Infektionskrankheiten« hat eine sehr breite Bedeutung; wir wollen hier über Infektionskrankheiten im Zusammenhang mit Antibiotika berichten.

Antibiotika sind Medikamente zur Behandlung von bakteriel-
len Infektionen. Die meisten Antibiotika sind von natürlichen
Stoffen abgeleitet, zum Beispiel das bekannte Penicillin aus
Schimmelpilzen.

Das Fachgebiet um Antibiotika ist ungeheuer breit und komplex. Ich kenne mehrere Pharmafirmen, in denen in der Ab-
teilung für Antibiotika nicht wie üblich einer, sondern zwei
Product Manager beschäftigt sind, um die umfangreiche Ma-
terie zu bewältigen. Aus demselben Grund ist es für Pharmafirmen für gewöhnlich sehr schwer, Ärzte zum Wechsel auf
ein anderes als das gewohnte Antibiotikum oder zur Verwendung eines neuen Produkts zu bewegen, da die Umstellung
große Herausforderungen an das bisher etablierte Wissen des
Arztes stellt. Freiwillig und öffentlich zugeben würden diese
Tatsache aber weder die Ärzte noch die Pharmafirmen.

Ich habe weiter unten in diesem Abschnitt die wichtigsten Gruppen der Antibiotika zusammen mit den mir bekannten Handelsnamen (ohne die generischen Produkte, die gleich heißen wie der Wirkstoff) angeführt, und das sind allein schon mehr als 180.

Ein heikles Kapitel in der Anwendung von Antibiotika ist die Erstellung eines Antibiogramms. Wahrscheinlich haben Sie als Patient dieses Wort noch niemals gehört, und das ist kein gutes Zeichen.

Bei der Anwendung eines Antibiotikums müssen in jedem Fall die Resistenzen eines Erregerstamms gegen bestimmte Antibiotika berücksichtigt werden. Es gibt sogenannte natürliche Resistenzen, die jedem Arzt bekannt sind; zusätzlich existieren aber noch erworbene Resistenzen, die sich über die Zeit ändern können. Vor dem Einsatz eines bestimmten Antibiotikums wäre es daher sinnvoll, im Labor ein Antibiogramm anhand einer Probe des Patienten anfertigen zu lassen. Ich habe hier das Wort »wäre« mit Bedacht gewählt, weil dieses Verfahren in der Praxis in Deutschland nicht gebräuchlich ist. In der Klinik, wo Resistenzen ein weit größeres Problem darstellen, werden Antibiogramme in vielen Fällen angefertigt, allerdings meist parallel zu einer sofortigen Antibiotika-Gabe, die man ohne Prüfung zunächst für zielführend hält.

Folgende Gruppen von Antibiotika sind heute gebräuchlich:

Breitband- oder Breitspektrum-Antibiotika

Cefalosporine:
Für Infektionen der oberen Atemwege und der Harnwege. Cephaclor (CE, Ceclorbat, Cef-Diolan, Infectocef, Panoral, Sigacefal), Cephadroxil (Cedrox, Grüncef), Cefixim (cefixdura, Cephoral, Suprax, Uro-Cephoral), Cefpodoxim (orelox,

Podomexef), Ceftibuten (Keimax), Cefuroxim (cefudura, Cefuhexal, Cefurax, Cefuro-Puren, Elobact, Zinnat), Loracarbef (Lorafem).

Chinolone:
Gegen schwere Atemwegs- und Harnwegsinfektionen, wenn andere Antibiotika nicht wirken. Auch gegen Salmonellen.
Ciprofloxacin (Cipro-1, Cipro Basics, Cirpro-saar, Cipro-Wolff, Ciprobay, Ciprobeta, ciprodura, Ciprogamma, Cirpohexal, Keciflox), Enoxacin (Enoxor), Gatifloxacin (Bonoq), Levofloxacin (Tavanic), Moxifloxacin (Avalox). Norfloxacin (bactracid, Barazan, Firin, Norflohexal, Norflosal, Norflox, Norfloxbeta), Ofloxacin (Floxal, Gyroflox, Oflo TAD, oflodura, Oflohexal, Oflox, Tarivid), Pipemidsäure (Deblaston).

Makrolide:
Gegen grampositive Bakterien wie Streptokokken.
Azithromycin (Ultreon, Zithromax), Clarithromycin (Biaxin, Cyllind, Klacid, Mavid), Erythromycin (Ery 500, Ery-Diolan, Erybeta, Erycinium, Eryhexal, Erysec, erythro, Infectomycin, Karex-Wolff, Monomycin, Paediathrocin, Sanasepton), Roxithromycin (Infectoroxit, Roxi, Roxi TAD, Roxi-Puren, Roxisaar, Roxi-Wolff, Roxibeta, roxidura, Roxigamma, Roxigrün, Roxihexal, Roxithro-Lich, Rulid).

Penicilline:
Die erste bekannte Gruppe der Antibiotika, von Nobelpreisträger Alexander Fleming aus dem Schimmelpilz isoliert. Es besteht eine höhere Gefahr allergischer Reaktionen als bei anderen Antibiotika. Viele Erreger sind heute bereits gegen Penicilline resistent.
Amoxicillin (Amagesan, AMC-Puren, Amoxi, Amoxi-Diolan, Amoxi-hexa, Amoxi-Wolff, Amoxibeta, Amoxidoc, Amoxihexal, Amoxillat, Amoximerck, Amoxypen, espa-moxin, Flui, infectomox, Jutamox, Phamoxi, Sigamopen), Ampicillin

(Binotal), Dicloxacillin (InfectoStaph), Flucloxacillin (Fluclo-xa-hameln, Staphylex), Phenoxymethylpenicillin (Isocillin, Penicillin-Heyl), Propicillin (Baycillin).

Sulfonamide:
Hauptsächlich für Infektionen der Harnwege eingesetzt. Viele Resistenzen.
Cotrimoxazol (Cotrim, Cotrimox, Cotrimoxazol, Cotrim-stada), Trimethoprim (Infectortrimet, TMP ratiopharm).

Tetrazykline:
Die meisten Vertreter dieser Gruppe sind schon länger am Markt, und es gibt eine Reihe von Resistenzen. Einsetzbar gegen Staphylokokken, Enterokokken, Gonokokken und Salmonellen.
Doxycyclin (Antodox, Azudoxat, Doxy, Doxy Komb, Doxy-acis, Doxy-Diolan, Doxy M, Doxy-HP, Doxy-N, Doxy-Puren, Doxy-Wolff, Doxydoc, Doxyhexal, Doxymerck, Doxymono, Mespafin, Sigadoxin, Supracyclin, Vibramycin), Doxycylin + Ambroxol (Amrodoxy, Ambroxol, Amdox-Puren, Azudoxat, doxam, Doximucol, doxy comp, Doxy Lindoxyl, Doy plus, Doxy-Wolff, Sigamuc, Terelit), Minocyclin (Klinomycin, Udima), Tetracyclin (Achromycin, Tefilin, Tetracyclin Wolff).

Ketolide:
Für Infektionen der Atemwege, zum Beispiel bei chronischer Bronchitis und Sinusitis.
Telithromycin (Ketek).

Lincosamide:
Clindamycin (Aclinda, Alin-Sanorania, Clinda, Clinda Lich, Clinda-hameln, Clinda-saar, Clinda-Wolff, Clindabeta, Clindahexal, Clindastad, Dentomycin, Jutaclin, Sobelin, Turimycin).

Oxazolidinone:
Modernes Antibiotikum, klinischer Einsatz gegen Pneumonie und schwere Hautinfektionen.
Linezolid (Zyvoxid).

Spezielle Antibiotika:

Anaerobier:
Metronidazol (Arilin, Clont, Flagyl, Infectoclont, Metronid-Purin, Metronimerck, Metronour, Metront, Vagimid).

Zur Darmdesinfektion:
Colistin (Diarönt), Paromomycin (Humatin).

Alternative Behandlungsmethoden

Auch wenn Sie naturheilkundliche Verfahren gegen Infektionen anwenden wollen: Beenden Sie niemals vorzeitig eine Behandlung mit Antibiotika!

Hohe Dosen von Vitamin C, verteilt auf stündliche Einnahmen, können kurzfristig Ihr Immunsystem zu Höchstleistungen befähigen, wenn Sie eine Infektion noch im Anfangsstadium bekämpfen wollen.

Echinacea-Extrakt ist ein bewährtes Mittel, Atemwegsinfektionen zu bekämpfen und das Immunsystem zu stärken; neuere Untersuchungen empfehlen, den Extrakt nur im Akutfall und nicht vorbeugend anzuwenden.

Knoblauch wirkt gegen Bakterien durch seine schwefelhaltigen Inhaltsstoffe und Enzyme.

Achten Sie auf eine ausgewogene Zufuhr von Vitaminen und Mineralstoffen.

Halten Sie Ihre Darmflora gesund, indem Sie probiotische Produkte zu sich nehmen; vor allem Lactobacillus acidophilus und Bifodobakterien stabilisieren das Milieu in Ihrem Darmtrakt. Im Darm ist der größte Teil Ihres Immunsystems beheimatet!

Vor allem sollten Sie, wenn Sie Antibiotika erhalten haben, die nicht nur schädliche Bakterien, sondern auch nützliche Bestandteile der Darmflora angreifen, so schnell wie möglich die innere Balance in Ihrem Verdauungstrakt wiederherstellen.

Falls Sie an Infektionen der Harnwege leiden, trinken Sie große Mengen an Wasser, um Bakterien aus der Harnblase herauszu»spülen«: drei Liter Wasser, über den Tag verteilt, werden Ihnen rasch helfen.

Kapuzinerkresse (innerlich) wirkt gegen Infektionen der Harnwege.

Kopfschmerz und Migräne

Eine der unangenehmsten Störungen der Gesundheit und des Wohlbefindens ist wohl der Kopfschmerz und ganz besonders seine Sonderform, die Migräne. Es gibt verschiedene Ursachen und Arten von Kopfschmerzen, aber die meisten Fälle werden entweder durch Spannungskopfschmerz oder Migräne hervorgerufen.

Die Schmerzempfindungen im Kopfbereich werden durch die Blutgefäße, Nerven und äußeren Hirnhäute wahrgenommen; das Gehirn selbst kann im Übrigen keinerlei Schmerzen empfinden.

So vielfältig, wie die Ursachen für Kopfschmerz sind (es gibt in der medizinischen Wissenschaft über 200 Klassifikationen dafür), so groß ist die Zahl der Menschen, die darunter oft oder regelmäßig leiden. Man schätzt, dass jeder 20. Mensch in Deutschland fast dauernd und zwei von drei Menschen unter öfter wiederkehrenden Kopfschmerzen leiden.

Die Klassifikation von Kopfschmerz und Migräne beschreibt lediglich die Erscheinungsformen und die Umstände des Auftretens. Die eigentliche Ursache beider Krankheitsbilder ist nicht bekannt. Man kann aber mit einiger Bestimmtheit bestimmte auslösende oder unterstützende Faktoren für Anfälle von Kopfschmerz oder Migräne ausmachen. Diese liegen vor allem im Bereich der persönlichen Lebensführung wie Arbeitsüberlastung, Sorgen, Stress, Alkohol, Kaffee oder Wassermangel, können aber auch durch Einnahme von Medikamenten hervorgerufen werden. Selbst einige Medikamente, die gegen Kopfschmerz verordnet und eingenommen werden, können wiederum diesen auslösen. Die Tatsache, dass das Vorkommen von Migräne in den vergangenen Jahrzehnten um das Zwei- bis Dreifache zugenommen hat, lässt auf Einflüsse von Umwelt- und Lebensstilveränderungen schließen.

Zwischen Spannungskopfschmerz und Migräne kann man klar unterscheiden. Spannungskopfschmerz betrifft meist den gesamten Kopf, Migräneanfälle sind in den meisten Fällen einseitig; das Wort kommt aus dem Griechischen: »Hemikranion« bedeutet »halber Schädel«.

Migräne kommt bei Frauen dreimal häufiger als bei Männern vor, bei Spannungskopfschmerz sind Frauen häufiger betroffen als Männer, aber nicht in einem so großen Verhältnis. Man vermutet, dass die Veranlagung für Spannungskopfschmerz erblich ist, weil chronischer Spannungskopfschmerz dreimal so oft bei Menschen vorkommt, bei denen auch Familienmitglieder bereits davon betroffen waren.

Spannungskopfschmerz ist leicht bis mittelstark, Migräne ruft meist sehr starke Schmerzempfindungen hervor. Etwa jeder fünfte Migräneanfall wird von einer sogenannten »Aura« eingeleitet; das ist entweder eine Sehstörung oder eine Störung des Tastgefühls oder das Gefühl von Kribbeln unter der Haut.

Die Therapie von leichter bis mittelschwerer Migräne ist sehr ähnlich der Therapie von gewöhnlichem und nur fallweise auftretendem Kopfschmerz. Zunächst versucht man die Therapie mit Acetylsalicylsäure, jedem bekannt unter dem Markennamen Aspirin. Es gibt davon auch viele generische (Nachbau-)Medikamente, die fast alle den Namensbestandteil »ASS«, die Abkürzung für den Wirkstoff, im Namen tragen.

Andere Schmerzmittel aus der Gruppe der Nicht-Opioide sind Ibuprofen (Spalt Kapseln, Dolormin, Neuralgin, Brufen), Diclofenac (Voltaren, Dolgit-Diclo, Dedolor) und Paracetamol (Paracetamol Hexal, Ben-u-ron, Benuron, Thomapyrin).

Alle diese Medikamente sind mit Bedacht einzusetzen; Acetylsalicylsäure, also Aspirin und ähnliche Präparate, kann Übelkeit und Erbrechen und bei Asthmatikern Asthmaanfälle auslösen; bei Kindern unter zwölf Jahren darf sie nicht eingesetzt werden. Bei regelmäßiger Einnahme kann sie Magenblutungen und Magengeschwüre auslösen.

Paracetamol hat normalerweise wenig Nebenwirkungen, ist aber bei unbeabsichtigter Überdosierung sehr schädlich für die Leber. In Deutschland sind seit dem vergangenen Jahr Packungsgrößen mit mehr als zehn Gramm Wirkstoff, das sind im Normalfall 20 Tabletten, verschreibungspflichtig geworden.

Überdies scheint Paracetamol das Risiko für die Entwicklung von Asthma zu steigern. Professor Richard Beasley aus Neuseeland hat im Rahmen seiner Studien in den vergangenen zwei Jahren nachgewiesen, dass junge Menschen, die Paracetamol einnehmen, zweieinhalb Mal öfter an Asthma erkranken als solche, die Paracetamol nicht verwenden. Auch Ekzeme und allergischer Schnupfen scheinen aufgrund dieser Studien durch die Einnahme von Paracetamol begünstigt zu werden. Obwohl diese Schlussfolgerungen auf epidemiologischen Untersuchungen basieren, also statistisch und nicht klinisch begründet sind, erscheinen sie wegen der sehr hohen Anzahl an Patienten doch als äußerst plausibel.

Ibuprofen kann bei längerer Einnahme und/oder höherer Dosis Magenblutungen, Magengeschwüre und Gastritis hervorrufen; es darf nicht von Patienten mit Leber- oder Nierenschädigungen eingenommen werden. Diclofenac kann Magen- und Darmbeschwerden verursachen und bestimmte Leberwerte erhöhen.

In schwereren Fällen von Migräne kommen moderne Wirkstoffe zum Einsatz, die erst seit den 1990er-Jahren zur Verfügung stehen: die Triptane. Das erste zugelassene Triptan war Sumatriptan, im Handel als Imigran erhältlich. Inzwischen gibt es eine Reihe weitere Triptane, zum Beispiel Almotriptan (Almogran), Eletriptan (Relpax), Frovatriptan (Allegro, in Österreich: Eumitan, Frovamig), Naratriptan (Formigran, Naramig, in Österreich: Antimigrin), Rizatriptan (Maxalt) und Zolmitriptan (Ascotop, Zomig).

Die typischen Nebenwirkungen von Triptanen sind Schwindel- und Schwächegefühle, Hautkribbeln, Übelkeit und Hitzewallungen. Seltener sieht man zeitweise erhöhten Blutdruck und Symptome, die der Angina pectoris ähneln.

Diese beschriebenen Therapien dienen alle der Behandlung akuter Anfälle von Kopfschmerz und Migräne.

Migränepatienten, die aufgrund besonders hoher Anfallshäufigkeit (öfter als dreimal pro Monat) einem übermäßig hohen Leidensdruck ausgesetzt sind, werden vorbeugend behandelt. Zu diesem Zweck verwendet man in der Hauptsache Wirkstoffe, die ursprünglich für ganz andere Krankheitsbilder entwickelt wurden. Dies sind zum Beispiel Betablocker wie Metoprolol (Beloc, Jeprolol, Lopresor, Meprolol, Prelis) und Propanolol (Beta-Tablinen, Dociton, Obsidan, Prophylux). Betablocker gehören zu den wichtigsten Werkzeugen der Therapie von Bluthochdruck (Hypertonie) und Koronarer Herzkrankheit (KHK).

Auch Calciumantagonisten sind eigentlich ein fixer Bestandteil der Therapie von Bluthochdruck und KHK, der Calciumantagonist Flunarizin (Flunavert, Sibelium) ist jedoch in der Migräneprophylaxe weit verbreitet.

Darüber hinaus werden auch Medikamente gegen Epilepsie zur Vorbeugung gegen Migräne gern eingesetzt, vor allem Topiramat (Topamax) und Valproinsäure (Convulex, Convulsofin, Ergenyl, Leptilan, Orfiril, Valproat).

Ein Medikament gegen Depressionen wird zur Vorbeugung von Migräne erfolgreich verwendet: Amitriptylin (Saroten).

Alle diese stark wirksamen Präparate müssen zur Vorbeugung über einen längeren Zeitraum eingenommen werden und haben selbstverständlich auch Nebenwirkungen.

Alternative Behandlungsmethoden

Es gibt eine Reihe teils recht erfolgreicher Ansätze, wie Kopfschmerz und Migräne ohne Medikamente behandelt werden können. Beispielsweise können mit verschiedenen Entspannungstechniken oft bemerkenswerte Erfolge erzielt werden, etwa mit der Muskelentspannung nach Jacobson, autogenem Training, Biofeedback oder Yoga.

In der Homöopathie werden gegen Migräne verschiedene Mittel eingesetzt: Nux vomica (Brechwurz), Spigelia (Wurmkraut), Ignatia (St.-Ignaz-Bohne), Gelsemium (Falscher Jasmin), Belladonna (Tollkirsche).

Homöopathische Komplexmittel:
– Spigelin
– Antimigren

Schüßler-Salze:
– Nr. 7 Magnesium phosphoricum D6 (Magnesiumphosphat)

Gut belegt ist die Wirkung der Akupunktur, vor allem auch im Bereich der Migränevorbeugung, wo sie eine Wirksamkeit vergleichbar mit jener der gebräuchlichen Medikamente, aber ohne Nebenwirkungen zeigen konnte. Geduld vonseiten des Patienten und mindestens zehn Behandlungen sind allerdings vonnöten.

Ein schnelles Mittel gegen leichten Kopfschmerz ist Pfefferminzöl, das man auf Stirn und Schläfen aufträgt. Dabei ist darauf zu achten, dass nichts davon in die Augen gerät!

Nahrungsergänzungen:
Magnesium 500 mg; falls Durchfall auftritt, mit geringerer Dosis beginnen und diese dann langsam steigern.

Die Neuraltherapie zeigt oft gute Ergebnisse bei Kopfschmerzen.

Osteoporose

Diese Krankheit, auf Deutsch auch Knochenschwund genannt, befällt vor allem Frauen nach der Menopause. Es ist zwar normal, dass beim Menschen während der Jugend die Knochendichte aufgebaut wird, dann beim Erwachsenen eine Weile konstant bleibt und im Alter allmählich abnimmt; wenn aber der Abbau der Knochendichte schneller geschieht, als es dem natürlichen Verlauf entspricht, wird das Ganze als Osteoporose bezeichnet. Die Folgen sind für die Betroffenen gefährlich und unangenehm: Wirbeleinbrüche führen zu einer Verkrümmung der Wirbelsäule sowie zum Verlust von Körpergröße und Beweglichkeit. Dieser Effekt wurde früher respektlos als »Witwenbuckel« bezeichnet. Ein weiterer Effekt ist das gehäufte Auftreten von Oberschenkelhals-Brüchen bei Osteoporosepatienten.

Man schätzt, dass derzeit fast zehn Prozent der Deutschen an Osteoporose leiden. Die Tendenz ist steigend, obwohl Osteoporose keineswegs eine »moderne« Krankheit ist, sie wurde vielmehr bereits anhand historischer Quellen in der Antike nachgewiesen.

Der Aufbau von Knochenmasse wird durch Vitamin D und das Hormon Calcitonin gesteuert, der Abbau durch das Parathormon. Aufgrund der hormonellen Umstellung im Körper der Frau während und nach den Wechseljahren kann dieser Mechanismus aus dem Gleichgewicht geraten.

Wenn Osteoporose, meist durch Knochendichtemessung, diagnostiziert wurde, kann diese auf verschiedene Arten medikamentös behandelt werden. Die dabei verwendeten Wirkstoffe sind Biphosphonate, die die Aktivität der Osteoklasten hemmen, das sind Zellen, die für den Knochenabbau verantwortlich sind: Alendronsäure (Fosamax, Tevanate), Ibandronsäure (Bondronat, Bondenza, Bonviva, Destara) und Risendronsäure (Actonel).

Bei bis zu zehn Prozent der Patienten treten als Nebenwirkung von Biphosphonaten Bauchschmerzen, Durchfall, Übelkeit und Erbrechen auf. Auch Veränderungen des Blutbilds und grippeartige Beschwerden werden beobachtet.

Eine weitere Gruppe von Medikamenten gegen Osteoporose sind SERM oder Selektive Östrogen-Rezeptor-Modulatoren, die man früher vereinfachend »Antiöstrogene« genannt hat. Für Osteoporose relevant ist vor allem Raloxifen (Evista, Optruma). Dieses kann als Nebenwirkung Hitzewallungen hervorrufen und stellt ein Thromboserisiko dar, vor allem bei Patienten mit Übergewicht oder Bluthochdruck. Positiv ist ein vermindertes Risiko für Brustkrebs unter einer Raloxifen-Therapie, eine behauptete Schutzwirkung gegen Herzinfarkte konnte jedoch bisher nicht bestätigt werden.

Strontiumranelat (Protelos, Osseor): Strontium ist chemisch ein Verwandter von Calcium und kann sowohl den Knochenabbau hemmen als auch den Aufbau von Knochenmasse fördern. Als Nebenwirkung werden häufig (das bedeutet bei ein bis zehn Prozent der Patienten) Durchfälle beobachtet. In den ersten drei Jahren nach Einführung des Wirkstoffs in der EU gab es zwei Todesfälle durch allergische Reaktionen.

Auch Parathormon oder PTH und Teriparatid (Forsteo) werden in der Therapie angewendet; sie regulieren die Funktion der Osteoklasten, die Knochengewebe abbauen, und der Osteoblasten, die Knochen aufbauen.

Alternative Behandlungsmethoden

Ein relativ neues Verfahren zur Therapie von Osteoporose ist die Magnetfeldtherapie oder MFT, genauer gesagt, die Therapie mit pulsierenden elektromagnetischen Feldern. Diese hat so gut wie nichts mit den Magneten zu tun, die man in Form von Armbändern oder Betteinlagen kaufen kann.

Die MFT war ursprünglich ein Verfahren aus der physikalischen Therapie und wurde anfangs für die Behandlung schlecht heilender Knochenbrüche angewendet. Für diese Anwendung erhielt das Verfahren bereits 1979 die Zulassung der amerikanischen Behörde FDA (*Food and Drug Administration*), die bei der Genehmigung neuartiger Heilverfahren normalerweise sehr restriktiv vorgeht.

Seit der Mitte der 1990er-Jahre hat die MFT vor allem in den deutschsprachigen Ländern aufgrund der Arbeit verschiedener Vertriebsfirmen großen Erfolg gehabt und wird für ein extrem breites Spektrum an Indikationen eingesetzt. Eine der erfolgreichsten Anwendungen war und ist die Behandlung von und die Vorsorge in Bezug auf Osteoporose; im Gegensatz zur Therapie mit Biphosphonaten oder hormonähnlichen Substanzen können pulsierende elektromagnetische Felder nicht nur den Knochenabbau verlangsamen, sondern auch Knochenmasse aufbauen.

MFT kann heutzutage täglich zu Hause angewendet werden. Es gibt Heimgeräte, die auch von Laien sehr einfach bedient werden können.

Eine wichtige Komponente für gesunde Knochen ist Bewegung. Die leichte Belastung, die durch ein dem Alter angepasstes Bewegungsprogramm oder regelmäßiges Gehen auf die Knochen ausgeübt wird, fördert den Knochenaufbau.

Umgekehrt beschleunigt Bewegungsarmut den Knochenabbau. Das kann für viele ältere Menschen zum Teufelskreis
werden: Schmerzen und vielleicht die Folgen von osteopo-
rosebedingten Brüchen zwingen sie, mehr zu Hause zu sitzen, wodurch die Knochen aber noch dünner und brüchiger
werden.

Keine Angst, man kann auch mit über 80 Jahren noch ausreichend Bewegung haben, wenn man sich von Fachleuten beraten lässt, zum Beispiel vom Arzt oder Physiotherapeuten,
und sein eigenes Leben selbst ein bisschen besser plant. Gesunde Bewegung nutzt nicht nur dem Knochenbau: Sie berei-
tet Spaß, hilft gegen Langeweile, man schläft besser und lernt
mehr Menschen kennen!

Ein einfaches und grundlegendes Programm gegen Osteoporose ist die Aufnahme von Calcium und Vitamin D. Wir
haben am Anfang dieses Abschnitts erwähnt, dass Vitamin D
für die Aufnahme von Calcium in den Knochen mit verantwortlich ist. Calcium ist ein selbstverständlicher Bestandteil
jeder Osteoporosetherapie; das Problem dabei ist meistens,
dass der Körper es nicht in genügender Menge aufnehmen
kann.

Vitamin D und Calcium können beide durch entsprechende
Präparate aufgenommen werden, aber auch durch natürliche
Quellen, die wir im Kapitel über Nahrungsergänzungen und
Mineralstoffe beschrieben haben.

Es gibt im internationalen Sektor eine Reihe von Ärzten, die
mit alternativen Hormontherapien in der Behandlung von
Osteoporose gute Erfolge erzielt haben. Anstatt Östrogen
und verwandten Substanzen verwenden sie Progesteron,
DHEA (Dehydroepiandrosteron) und das Wachstumshor-
mon HGH.

Abschließend ist es wichtig, sich vor Augen zu führen, dass die Vorsorge und die Therapie gerade bei Osteoporose Hand in Hand gehen müssen und auf keinen Fall getrennt voneinander gesehen werden dürfen. Osteoporose ist eine Krankheit, die keinen genau definierten Beginn hat, wie beispielsweise eine Infektion. Man weiß aber genau, wer davon betroffen sein kann und zu welchem Zeitpunkt, und kann daher lange vorher bereits entsprechende Vorsorgemaßnahmen ergreifen.

Prophylaxe, Vorsorge und Immunsystem

Dies hier ist ein etwas anderes Kapitel zwischen all den Aufzählungen von Krankheiten und Medikamenten. Es beschreibt keine Krankheit, sondern handelt davon, wie man Krankheiten vermeiden kann.

Und es führt uns, eigentlich recht unerwartet, vor Augen, dass es in der Gesundheitsindustrie zwar Tausende Medikamente gibt, die gegen alle möglichen Krankheiten helfen (manche helfen auch gegen gar keine Krankheit), jedoch fast nichts, was uns hilft, den Normalzustand, also die Gesundheit, zu erhalten.

Wie kann das sein? Ist das kein Geschäft? Ich denke, dass daran nicht die Industrie schuld ist, sondern wir selbst und das System aus Ärzten und Krankenkassen. Wir selbst deswegen, weil ein gesunder Mensch offensichtlich wesentlich weniger motiviert ist, Zeit und Geld für Gesundheit aufzuwenden als ein kranker. An dieser Stelle könnte man jetzt gut das kluge Sprichwort ins Spiel bringen, das da lautet: »Der Gesunde hat viele Wünsche, der Kranke nur einen«, aber dieser Spruch ist so sehr von halbseidenen Vertriebsfirmen im Gesundheitsbereich vereinnahmt worden, dass ich das lieber bleiben lasse.

Die gute Nachricht: Es gibt zwar kaum Angebote zur Prophylaxe, also zur Gesundheitsvorsorge, im Rahmen der Schulmedizin, aber dafür umso mehr in der Komplementärmedizin. Falls jemand mit Gewalt beweisen wollte, dass Komplementärmedizin »besser« sei als Schulmedizin, dann könnte er hier ansetzen: vorsorgen statt reparieren! Natürlich ist eine solche Beweisführung unsinnig, keine Art der Medizin ist per se »besser« oder »schlechter«, sondern lediglich besser oder schlechter der Situation des Patienten angepasst.

Lassen Sie uns also zuerst betrachten, was es an bestehenden Angeboten zur Vorsorge gibt. In erster Linie ist da die Gesundheitsuntersuchung für die gesetzlich Krankenversicherten zu nennen. Die Kassen übernehmen die Kosten für eine solche Untersuchung für jeden über 35 Jahre alle zwei Jahre und bezahlen dafür 32 Euro. Dabei wird ein relativ eingeschränktes Programm von körperlicher Allgemeinuntersuchung durch den Arzt, einer Messung von Zucker- und Cholesterinwerten und einem Urintest durchgeführt. Wichtige Untersuchungen wie zum Beispiel ein Belastungs-EKG, ein großes Blutbild und Untersuchungen der inneren Organe mit modernen bildgebenden Verfahren sind in diesem Programm aus Kostengründen nicht enthalten.

Zusätzlich gibt es für Patienten über 55 Jahre eine Untersuchung auf Darmkrebs, mit zwei Darmspiegelungen innerhalb von zehn Jahren, für Frauen jährliche Untersuchungen auf Gebärmutter- oder Brustkrebs und für Männer ab 45 eine jährliche Untersuchung auf Prostatakrebs.

Alle diese Programme zielen auf die Diagnose von Krankheiten ab, nicht auf die Erhaltung der Gesundheit. Ich glaube, dass ein niedergelassener Allgemeinmediziner recht verblüfft wäre, wenn man ihn aufsucht und fragt, was man tun müsse, um nicht krank zu werden. Ich traue mich auch nicht, das selbst auszuprobieren. Das Wartezimmer meines Hausarztes ist immer so voll, vor allem mit übergewichtigen Menschen, die einen zu hohen Blutdruck haben. Da will ich nicht stören.

Welche Mittel gibt es nun, aktiv etwas zur Vorsorge zu tun?

Vorab: Die meisten dieser Dinge klingen so einfach, dass ich mich fast schäme, sie in ein Buch zu schreiben, das eigentlich von komplizierten Pharmazeutika und geheimnisvollen Naturheilmitteln handelt. Aber wenn die wirksamen Maßnahmen übermäßig einfach erscheinen, so sind sie trotzdem wirksam. Ich habe sie nicht nach der Bedeutung gelistet, weil sie alle gleich wichtig und teilweise miteinander verknüpft sind; daher die alphabetische Aufzählung.

Bewegung

Unser Körper ist vor sehr langer Zeit konstruiert worden und funktioniert trotz seiner vielen komplexen Mechanismen normalerweise ganz ausgezeichnet in einer Vielzahl ganz verschiedener Lebensumstände. Ob wir in einem kalten oder heißen Land leben, vegetarisch leben oder viel Fleisch essen, ob wir als Holzknecht oder Buchhalter arbeiten: Die offenbar eingebauten Toleranzen für verschiedenste Umgebungen sind erstaunlich und werden in beinahe allen klugen Ratgebern für Gesundheitsthemen kaum oder gar nicht berücksichtigt.

Einige wenige Dinge gibt es trotzdem, die unser Körper beim besten Willen nicht verkraften kann; eines davon ist Bewegungslosigkeit. Der Körper wurde ohne Vorausplanung für die heutige arbeitsteilige Gesellschaft und die technischen

Hilfsmittel, die wir haben, konstruiert. Er ist dafür vorgesehen, täglich viele Kilometer zu Fuß zurückzulegen, um essbare Tiere zu erlegen, Pflanzen zu sammeln und Material für die Behausung heimzutragen. Die vorgesehene Arbeitsleistung ist für ihn gleichzeitig eine Art Instandhaltungsprogramm, das die Gelenke schmiert, die Muskeln geschmeidig und die großartige Blutpumpe namens »Herz« fit hält.

Heutzutage, wo viele dieser erwähnten Aufgaben durch Supermärkte, Autos und den modernen Wohnungsbau wesentlich erleichtert sind, müssen die meisten von uns nicht mehr so viel körperliche Arbeit verrichten. Wir leben bequem, sicher und sauber und tun damit unserem Körper nicht unbedingt einen Gefallen. Wie eine Truppe von Soldaten, die ohne regelmäßiges Training und strenge Befehle binnen kurzer Zeit zu einer Horde von faulen und aufsässigen Trunkenbolden verkämen, leiden auch viele unserer Organe und Regelkreise unter der mangelnden Herausforderung. Die Blutgefäße setzen sich mit Abfall zu, und das Herz kann nur mehr mühsam das Blut durch sie hindurchpumpen. Die Knorpel in den Gelenken werden nicht mehr richtig geschmiert, die Muskeln werden schlaff und schmerzen bei der geringsten Belastung, dem Immunsystem wird es langweilig und es beginnt, sich gegen Ziele in der eigenen Truppe zu richten: All das kennen wir als »Zivilisationskrankheiten«, die wir als naturgegeben akzeptieren und gegen die es sehr viele und sehr profitable Medikamente gibt, die in diesem Buch zu einem großen Teil beschrieben sind.

Dabei ist es sehr viel einfacher, unsere Organe gut in Schuss zu halten. Wir müssen sie nur bestimmungsgemäß verwenden, zumindest ab und zu. Blutkreislauf, Skelett, Muskeln und Sehnen sind schon für kleine Einheiten von Bewegung dankbar und vergelten es uns damit, dass sie gut funktionieren.

Ich kenne Sie als Leserin oder Leser dieses Buches leider nicht persönlich und kann daher an dieser Stelle keine konkrete Empfehlung abgeben, welche Art von Bewegungsprogramm, Spiel oder Sport Sie sich vornehmen sollten – das ist zu sehr abhängig von Ihrem Lebensalter, Ihrem Gesundheitszustand und Ihren Lebensumständen. Ich kann Ihnen aber einige grundlegende Dinge sagen, die für jeden zutreffen, der sich mehr bewegen will:

Ihr Verhalten und Ihr Körper folgen Ihrem Geist, Ihrem Willen und Ihren Glaubenssätzen.

Ich weiß, dieser Satz klingt beim ersten Lesen wie die Maxime eines Gurus, aber er hat eine ganz handfeste Bedeutung. Wenn Sie beschließen, jeden Tag eine halbe Stunde früher aufzustehen, um ein paar Runden um die Siedlung zu laufen, dann beschließen Sie unbewusst, etwas »Unangenehmes« zu tun. In diesem Moment nehmen Sie das in Kauf, weil Ihnen der Nutzen des Laufens größer erscheint als die Unannehmlichkeit. Die Chance aber, dass Sie Ihr Laufprogramm länger als einige wenige Tage oder mehr als einige wenige Male durchziehen, ist gleich null. Das, was man in der Umgangssprache als »Inneren Schweinehund« bezeichnet, veranlasst Sie, irgendwann den Wecker wegzudrücken und weiterzuschlafen. Der Begriff »Innerer Schweinehund« ist eigentlich ein böser Schimpfname für unsere Veranlagung, den Alltag durch Gewohnheiten einfacher zu gestalten, und unsere Neigung, positive Erlebnisse zu suchen und negative zu meiden. Man kann dieses Tier durchaus auch nutzbringend einsetzen – wenn man Bewegung nicht als Pflicht, sondern als etwas Angenehmes sieht, wird dieses treue Wesen uns davon abhalten, das unterhaltsame Fußballspiel mit unseren Kollegen zu versäumen, den täglichen Spaziergang im nahe gelegenen Park, die Radtour mit unserem Partner oder auch den Endorphinrausch, der sich nach einer Gewöhnungsphase beim Laufen langer

Strecken einstellt. Sie »müssen« sich nicht bewegen, Sie »dürfen«!

Bewegung hat durchaus auch praktische Aspekte: Wenn man sie nicht als Unterbrechung des gewohnten Tagesablaufs versteht, sondern als Bestandteil des normalen Lebens, braucht man plötzlich gar keine Überwindung mehr dazu. Im Kapitel über Herzkrankheiten sind ein paar einfache Tricks beschrieben, wie man Alltag und Bewegung verbindet, zum Beispiel, wie Sie innerhalb von nur eineinhalb Jahren den Mount Everest besteigen, während Ihre Bürokollegen viel Zeit damit verbracht haben, auf den Lift warten!

Ernährung

Die einleitenden Bemerkungen über Bewegung treffen auch auf das Thema »Ernährung« zu: Unser Körper kann mit sehr vielen verschiedenen Arten von Ernährung zurechtkommen, ist aber nicht dafür gebaut, große Mengen Energiezufuhr durch Essen zu bewältigen und abzubauen, wenn nur sehr geringe körperliche Aktivität vorliegt. Wie sollte er auch?

Ernährung ist ja genau genommen auch nichts anderes als die Kehrseite von Bewegung: Durch Nahrung wird Energie zugeführt, durch Bewegung wieder verbraucht.

Auch die Feststellung, dass wir nur dann unsere Ernährung verändern und verbessern können, wenn wir damit nicht gegen unsere Überzeugungen, Instinkte und Gewohnheiten ankämpfen, ist der Idee eines sinnvollen Bewegungsprogramms eng verwandt. Wer sich fest vornimmt, sich ab dem nächsten Montag so richtig zu kasteien und »gesund«, das heißt nur wenig und nicht wohlschmeckend, zu essen, der kann auf die Dauer diesen Kampf gegen sich selbst gar nicht durchhalten, geschweige denn gewinnen. Zum schlechten Gefühl wegen des Übergewichts kommt dann noch das schlechte Gewissen hinzu, weil man nicht »konsequent« war.

Konsequenz gegen sich selbst, gegen die eigenen Bedürfnisse und gegen die eigene Lust, funktioniert langfristig nicht. Man muss die Umstellung seiner Ernährung so gestalten, dass der neue Lebensstil als Belohnung und nicht als Bestrafung empfunden wird. Für Menschen, die die Angst vor »ungesundem« Essen selbst krank gemacht hat, gibt es seit einigen Jahren ein eigenes Krankheitsbild mit dem Namen »Orthorexia nervosa«: Solche Menschen zählen jede Kalorie, jedes Milligramm Mineralstoffe und jedes Gramm Fett, bis sie zu einem normalen Umgang mit Essen nicht mehr fähig sind. Orthorexia nervosa wird heute als Essstörung auf der gleichen Ebene gesehen wie Bulimie (zwanghaftes Erbrechen) und Anorexie (Magersucht).

Das Idealgewicht zu erreichen ist natürlich nicht das einzige Ziel einer ausgeglichenen und gesunden Ernährung. Die Balance verschiedener Blutwerte und damit das Risiko für und die Widerstandskraft gegen Krankheiten in unserem Körper wird wesentlich durch das beeinflusst, was wir mit dem Essen zu uns nehmen.

Im Kapitel über Herzkrankheiten sind noch einige Hinweise über gesunde Ernährung enthalten, etwa, wie Sie wie ein italienischer Feinschmecker leben und dabei noch eine gute Figur erreichen können!

Kontrolle

»Wann immer einen die Dinge erschreckten, sei es eine gute Idee, sie zu messen«, schreibt Daniel Kehlmann in seinem genialen Roman *Die Vermessung der Welt*. Diese wahre Erkenntnis kann man in vielen Lebenslagen für sich selbst nutzen, auch im Bereich der Gesundheit. Es sind vor allem zwei Dinge, die Sie persönlich ohne großen Aufwand regelmäßig messen können, um Rückschlüsse auf Ihren Gesundheitszustand und Ihren Lebensstil ziehen zu können: Ihr Gewicht und Ihren Blutdruck. Eine Personenwaage besitzt fast jeder Haushalt, und Messgeräte für den Blutdruck können Sie heute für den Gegenwert eines mittelguten Abendessens kaufen. Die modernen Geräte sind wirklich für jeden Menschen ganz einfach zu bedienen: die Manschette um den Oberarm legen und den Knopf drücken, auf dem »Start« steht.

Die regelmäßige Messung des eigenen Blutdrucks kann helfen, rechtzeitig Probleme im Herz-Kreislauf-Bereich zu erkennen und einen Arzt zu kontaktieren; sie kann aber auch davor bewahren, aufgrund einer einmaligen Messung eines angeblich überhöhten Blutdrucks zum Hypertonie-Patienten erklärt zu werden und lebenslang auf blutdrucksenkende Medikamente »eingestellt« zu werden. Über einen Zeitraum von einigen Wochen hinweg mehrmals täglich selbst nachmessen kann einem in solchen Fällen Klarheit verschaffen, ob es sich nicht doch nur um eine einmalige Fehlmessung gehandelt hat. Ich schreibe dies, weil es mir vor einigen Jahren selbst passiert ist.

Bitte beachten Sie, dass das Maß für den »normalen« Blutdruck in den vergangenen Jahren laufend nach unten gesetzt worden ist. Der Verdacht liegt nahe, dass damit mehr Patienten als früher als krank klassifiziert werden und blutdrucksenkende Medikamente erhalten sollen. Lassen Sie sich also durch Werte von ein paar mm Hg über den gerade geltenden Normwerten nicht gleich erschrecken und prüfen Sie stattdessen, ob Ihre Werte länger anhaltend erhöht sind.

Die Heimmessung des Blutdrucks hat den Vorteil, dass Nervosität aufgrund der Atmosphäre im Sprechzimmer oder wegen der Konfrontation mit dem Arzt wegfallen, die oft zu kurzfristig erhöhten Werten führen.

Weiterführende Messungen können und sollen Sie bei spezialisierten Labors durchführen lassen, etwa ein großes Blutbild, Harnanalysen und Ähnliches. Sie können mit Ihrem Hausarzt zusammen planen, welche Untersuchungen durchgeführt werden sollten, und er kann Sie auch darüber informieren, was davon die Kassen bezahlen. Die Kosten für Labortests, die die Krankenkassen nicht bezahlen, sind nicht besonders hoch, und Ihre Gesundheit und Ihr Seelenfrieden bei hoffentlich gesund befundenen Proben sollten Ihnen diese paar Euro wert sein.

Noch ein kleiner Tipp für Ihren Besuch im Labor: Wenn Sie den leitenden Arzt dort sehen, sprechen Sie ihn an! Laborärzte sind voll ausgebildete Mediziner und Fachärzte, haben durch ihre Tätigkeit aber kaum Gelegenheit, an Patienten zu praktizieren. Sie freuen sich meistens aufrichtig, wenn sie die Gelegenheit dazu bekommen, und beraten engagiert und ausführlich in allen Gesundheitsfragen.

Vitamine und Mineralstoffe

Oft hört man, dass es unerlässlich sei, zur normalen täglichen Nahrung eine Reihe lebensnotwendiger Vitamine und Mineralstoffe in Form von Kapseln zu sich zu nehmen, weil sonst schwere und langwierige Krankheiten drohten, da unser tägliches Essen durch die industrielle Verarbeitung nicht mehr alle wichtigen Inhaltsstoffe enthalte. Diese Behauptungen hört man vor allem von Menschen oder Firmen, die solche Produkte verkaufen wollen.

116

Man hört aber auch oft die Meinung, dass in der heutigen Zeit eine normale Ernährung alle nötigen Zusatzstoffe mit Sicherheit enthalte und dass daher das Angebot von Nahrungsergänzungen nur Geldschneiderei sei. Solche Feststellungen kommen meist aus dem Ärztekammern, die die gesundheitliche Versorgung der Bevölkerung durch ihre Mitglieder und nicht durch Eigeninitiative und Privatfirmen gewährleistet sehen wollen. Sie kommen aber auch von selbst ernannten Konsumentenschutzorganisationen, wie dem »Verein für Konsumentenorganisation« (VKI) in Österreich, einer Vorfeldorganisation der »Zwangsgewerkschaft« Arbeiterkammer (AK). In solchen Fällen kann man annehmen, dass es nicht um medizinische Fakten geht, sondern darum, dass die Kontrolle der medizinischen Versorgung weiterhin in staatlicher Hand bleibt.

Von diesen Standpunkten, die alle den Geruch des Eigeninteresses tragen, abgesehen ist die durch Studien belegte Faktenlage unterschiedlich; es gibt aber doch größere Untersuchungen, die Mangelerscheinungen an Vitaminen in der westlichen Welt nachweisen.

Es ist daher auch für gesunde Menschen eine Art »Gesundenversicherung«, zusätzliche Präparate mit Vitaminen und Mineralstoffen zu sich zu nehmen. Welche davon es gibt und was sie bewirken, ist im dritten Teil des Buches erklärt.

Vitamine haben kaum Risiken bei Überdosierung, ausgenommen die Vitamine A und D. Die empfohlene tägliche Dosis ist auf den Packungen abgedruckt; dabei muss man anmerken, dass die empfohlenen Tagesdosen in den vergangenen Jahren laufend heruntergesetzt wurden. Der Grund dafür ist vermutlich nicht in einschlägigen Forschungen oder neuen Erkenntnissen zu suchen, sondern in den vorhin erwähnten politischen Streitereien um frei erhältliche Produkte.

Wasser

Unser Körper besitzt neben den vorher besprochenen Toleranzen gegen zu wenig Bewegung und wechselnde Ernährung auch eine gewisse Toleranz gegen zu geringe Wasseraufnahme. In den heißen und trockenen Ländern der Dritten Welt leben Hunderte Millionen Menschen, die sicher nicht die Möglichkeit haben, jeden Tag die empfohlenen zwei bis drei Liter sauberes Wasser zu trinken, die in Gesundheitsbüchern immer empfohlen werden. Nicht alle diese Menschen sind wegen Wassermangels krank; ich vermute aber auch, dass die Menschen in der Dritten Welt viel weniger Gesundheitsbücher lesen als wir Europäer, was ich als Autor natürlich sehr bedaure.

Bei aller Toleranz gegenüber zu geringer Wasserzufuhr ist irgendwann Schluss, wenn gar zu wenig Wasser vorhanden ist. Verdauung, Gelenke und Knorpel, Bindegewebe und Kreislauf können alle nachhaltig geschädigt werden, wenn Ihr Organismus »trocken läuft«.

Besonders ältere Menschen verlieren oft den natürlichen Reflex des Durstgefühls, und sie vergessen einfach daraufhin, etwas zu trinken.

Wasser zu trinken ist eine der einfachsten, billigsten und wirksamsten Maßnahmen, dem Körper etwas Gutes zu tun und gesund zu bleiben!

Wellnessprogramme

Schon seit langer Zeit sind die Praktiken der Traditionellen Chinesischen Medizin, von Ayurveda, der Fünf-Elemente-Lehre und vieler anderer nichtschulmedizinischer Disziplinen aus dem Bereich der Esoterik und des Kuriosen herausgetreten und auf die Angebotsliste großer Hotelketten übersiedelt. Kaum ein Fitness- oder Wellnesstempel, der nicht Programme zur Entspannung, zum energetischen Ausgleich oder einfach zum Wohlfühlen anbietet.

Obwohl heute fast in jeder Stadt Praxen für asiatische Gesundheits- und Wellnesstechniken existieren, ist es prinzipiell eine gute Idee, solche Angebote außerhalb des Alltags, im Rahmen eines kurzen Urlaubs oder eines Wellnesswochenendes zu probieren. Obwohl Ortswechsel keine Probleme lösen, erlauben sie uns für kurze Zeit, unsere Aufmerksamkeit und unsere Sinne auf Neues zu richten.

Falls Sie einen solchen Wellness-Aufenthalt absolvieren, sollten Sie auf jeden Fall Dinge probieren, die Sie noch nicht kennen, und nicht nur die Techniken in Anspruch nehmen, die Ihnen bereits vertraut sind. Also nicht nur immer Shiatsu oder Moorpackung, sondern sich auch einmal an La Stone oder Lomi Lomi Nui heranwagen! Wichtig ist nicht nur die Technik an sich, sondern das, was Ihr Körper daraus macht und sich daraus mitnimmt.

Einstellung und Lebensumstände

Ihre mentale Einstellung zu Gesundheit und Krankheit, zu Vorsorge, Ernährung und Bewegung, zu Ihrem Leben im Ganzen, ist der Schlüssel und das Bindeglied für alle einzelnen Maßnahmen und Aktivitäten, die Sie für Ihre Gesundheit nutzen können.

Sie können nämlich Ihre Gesundheit oder Krankheit nicht nur durch das beeinflussen, was Sie tun, sondern auch durch das, was sie denken und glauben. Das betrifft nicht nur Menschen, die an Hypochondrischer Störung leiden (diese ist übrigens eine echte Krankheit und nicht nur eine Quelle für Witze!), sondern auch alle, die sich unerreichbare Ziele setzen, zum Beispiel beim Abnehmen, die sich mit Schuldgefühlen herumplagen oder in stetiger Angst vor lebensbedrohenden Krankheiten leben.

Für all das gibt es keinen vernünftigen Grund. Unser Körper kann sehr gut für sich selbst sorgen, wenn wir ihn lassen und ihm ein Mindestmaß an Aufmerksamkeit, Wasser und Schonung zugestehen. Wir werden jeden Tag von Viren, Bakterien und Krebszellen angegriffen, ohne es zu merken, und jeden Tag wird unsere körpereigene Abwehr mit diesen Angriffen fertig.

Auch die Angst vor ungesundem Essen schadet mehr, als sie nutzt. Niemand wird krank, weil er einmal in der Woche einen schönen fetten Hamburger oder eine Currywurst isst.

Ich habe Ihnen auf den vorangehenden Seiten auch erklärt, warum gesund essen und Bewegung treiben entweder mühsam bis unmöglich sein können oder angenehm. Der Unterschied liegt darin, wie wir diese Dinge unserem Geist »verkaufen«, welche Einstellung wir dazu haben und ob wir sie als Belohnung oder als Bedrohung wahrnehmen.

Mark Twain hat eine wunderbare Parabel dazu in seinem Buch *Tom Sawyer* geliefert, das sicherlich viele von Ihnen gelesen haben, doch diese eine Geschichte wird vielen nicht mehr in Erinnerung sein: Tom hat etwas angestellt, und seine Tante Polly verdonnert ihn zur Strafe dazu, den Zaun um das gesamte Grundstück herum weiß zu streichen. Das Schlimme daran ist für Tom nicht die Arbeit, sondern dass er dadurch vor seinen Freunden gedemütigt werden könnte. Als der erste Schulfreund daherschlendert und fragt, was Tom denn da mache, antwortet dieser in wichtigem Ton, dass er mit dem Streichen des Zauns betraut worden sei, was eine schwierige und höchst interessante Arbeit sei. Der Freund glaubt das, sieht interessiert zu und fragt dann höflich, ob er es auch einmal versuchen dürfe. Tom ziert sich zunächst, lässt es ihn dann aber doch kurz versuchen. Die Geschichte endet so, dass alle seine Schulfreunde voll Begeisterung für Tom den Zaun streichen und ihm für dieses Privileg auch noch etwas bezahlen.

Ich habe das Buch vor 45 Jahren zum letzten Mal gelesen und die Geschichte daher sicher etwas frei nacherzählt, aber sie lässt sich hervorragend darauf anwenden, wie wir uns unsere eigenen Vorhaben angenehm und attraktiv darstellen können. Hätte nicht Mark Twain, sondern Sigmund Freud diese Geschichte nach psychoanalytischen Grundsätzen geschrieben, dann wäre Tom in dieser Geschichte das »Ich«, also unser vermittelndes Bewusstsein, und die freiwillig arbeitenden Schulfreunde das »Es«, also das Unbewusste. Tante Polly präsentierte in der Geschichte das »Über-Ich«, also die Wertvorstellungen, die uns befehlen wollen, unangenehme Dinge zu tun, weil diese nützlich sind. Der zu streichende Zaun wäre das tägliche Diät- oder Laufprogramm.

Es ist für uns aber nicht nur wichtig, dass wir uns notwendige und nützliche Umstellungen in unserem Leben als etwas Angenehmes und nicht als Bedrohung darstellen; mindestens genauso wichtig ist, dass wir uns selbst ermöglichen, unser Leben als Ganzes als erträglich und angenehm zu begreifen. Dazu gehört, dass wir uns nicht in das Streben nach Perfektion verbeißen, das uns doch nur immer wieder enttäuschen kann. Dazu gehört auch, dass man die Energie aufbringt, Dinge loszulassen, die man ganz sicher nicht mehr ins Lot bringen kann. Das kann unseren Körper betreffen, der vielleicht mit 70 nicht mehr so perfekt ist wie mit 20, das kann unser Berufsleben betreffen, in dem wir vielleicht nicht alle unsere Lebensziele erreichen werden, das kann aber auch unsere Partnerschaft betreffen, die sich im echten Leben immer mit Kompromissen bescheiden muss und nie der idealen Beziehung nahekommt, die uns in der Kunst und in den Medien vorgeführt wird.

Wer nicht lernt, alle diese Dinge zu akzeptieren, macht sich selbst im wahrsten Sinne des Wortes krank, oft auf eine sehr konkrete und körperliche Weise.

Viel besser, als ich selbst diese Aufforderung, sich mit seinem eigenen Leben zu arrangieren, formulieren kann, hat das der amerikanische Theologe Reinhold Niebuhr mit seinem berühmten »Gelassenheitsgebet« getan:

»Gott, gib mir die Gelassenheit, Dinge hinzunehmen, die ich nicht ändern kann,
den Mut, Dinge zu ändern, die ich ändern kann,
und die Weisheit, das eine vom anderen zu unterscheiden.«

Seien Sie dankbar für die vielen Dinge, die Sie bekommen haben: Ihr Leben, Ihre Familie, Ihren Partner, Ihren Beruf, Ihre Interessen, Ihre Begabungen, Ihre Erinnerungen. Was ist dagegen schon das bisschen, das Sie nicht bekommen oder erreicht haben?

Prostataleiden

Die Prostata ist ein Teil der inneren Sexualorgane beim Mann. Sie ist ungefähr so groß wie eine Kastanie und liegt zwischen dem Schambein und dem Mastdarm.

Die Aufgabe der Prostata ist hauptsächlich die Produktion und Ausscheidung von Prostatasekret, das als Transportmittel, Schutz und Nährlösung für die Samenzellen dient, die ihrerseits in den Nebenhoden gelagert werden. Die Kombination aus Prostatasekret und Samenzellen nennt man Sperma.

Die Prostata (oder »Vorsteherdrüse«, wie sie früher auch genannt wurde) ist für die Fähigkeit zum Geschlechtsverkehr nicht nötig, trotzdem ist ein großer Teil der Patienten nach einer Totalentfernung der Prostata dauerhaft impotent, weil fast immer bei dieser Operation das Nervengewebe rund um die Prostata beschädigt wird.

Die häufigsten Erkrankungen der Prostata sind die Prostatahyperplasie, das bedeutet die krankhafte Vergrößerung, und die Prostataentzündung oder Prostatitis. Prostatakrebs ist zwar die häufigste Krebsart bei Männern, aber in absoluten Zahlen nicht mit den harmloseren Erkrankungen zu vergleichen. Wenn Sie sich über Prostatatumore näher informieren wollen, empfehle ich Ihnen das Fachbuch *Die Wahrheit über Prostatakrebs* von Professor Klaus Maar aus Düsseldorf.

Die Prostatahyperplasie (medizinisch: benigne Prostatahyperplasie oder kurz BPH) ist eine weitverbreitete Volkskrankheit bei Männern, die sich normalerweise ab dem 30. Lebensjahr entwickelt. Bemerkt wird die Vergrößerung aber meist erst ab dem 50. Lebensjahr, wenn die ersten Probleme beim Wasserlassen auftauchen. Zu diesem Zeitpunkt ist bereits etwa jeder zweite Mann von der Prostatavergrößerung betroffen, mit 80 Jahren fast jeder. Die genauen Gründe hierfür sind bis heute nicht erforscht, man vermutet aber einen Zusammenhang mit der veränderten Hormonbalance nach den »männlichen Wechseljahren«.

Die Symptome einer Prostatahyperplasie sind nicht zu über-
sehen: Der Harnstrahl tröpfelt nurmehr spärlich, man hat
»Startschwierigkeiten« beim Wasserlassen oder braucht mehrere Versuche, um die Blase zu entleeren, man muss nachts
des Öfteren aufstehen, um zu urinieren, oder die Blase kann
nie ganz entleert werden.

Falls Sie solche Symptome haben, machen Sie sich zuerst
einmal keine allzu großen Sorgen, dass Sie Prostatakrebs haben könnten: Dieser zeigt sich erst viel später im Krankheitsverlauf, und die Symptome sind nicht so auffällig wie bei der
gutartigen Prostatavergrößerung.

Als Therapie wird in den meisten Fällen zuerst eine medikamentöse Behandlung angewendet, und zwar mit dem Alpha-
blocker Tamsulosin (Alna, Aglandin, Omnic, Prostacure,
Prostadil, Prostalitan, Tadin) und Finasterid (Finamed,
Finascar, Finural, Proscar, Prosmin).

Finasterid hat als »Lifestyle-Medikament« noch eine große
Karriere vor sich, weil es auch wirksam gegen Haarausfall ist.
Für diese Anwendung wird es unter dem Markennamen
Propecia verkauft.

Tamsulosin kann als Nebenwirkung Magen-Darm-Beschwerden wie Übelkeit, Erbrechen, Magenschmerzen und Sodbrennen hervorrufen, gelegentlich auch Schwindelgefühl oder ver-
zögerten Samenerguss.

Als Nebenwirkungen von Finasterid werden gelegentlich
sexuelle Funktionsstörungen oder verminderter Sexualtrieb
beobachtet.

Sofern die medikamentöse Therapie nicht wirkt, muss ope-
riert werden; die verwendete Technik ist meistens die soge-

nannt transurethrale Resektion der Prostata, bei der deren innerer Teil durch die Harnröhre (Urethra) reseziert wird. Bei dieser Operation ist das Risiko für spätere Impotenz sehr gering im Gegensatz zur radikalen Prostatektomie beim Prostatakarzinom.

Die Prostataentzündung oder Prostatitis kann durch E.-coli-Bakterien hervorgerufen werden. Die meisten Fälle stellen aber sogenannte abakterielle Infektionen dar, bei denen keine Bakterien als Erreger festgestellt werden können und deren Ursache weitgehend unbekannt oder umstritten ist.

Prostatitis zeigt ähnliche Symptome wie die Prostatahyperplasie, hat aber keinen so gleichmäßigen Verlauf.

Alternative Behandlungsmethoden

Seit langer Zeit ist die positive Wirkung von Kürbissamen auf Beschwerden beim Wasserlassen bekannt.

In den vergangenen 25 Jahren gab es mehrere placebokontrollierte Studien zur Wirksamkeit des öligen Auszugs von Sägepalmenbeeren (Palmetto); alle diese Studien haben eine gute Wirksamkeit gegen Prostatahyperplasie gezeigt.

Eine ausreichende Versorgung mit Zink und Vitamin B6 sollte sichergestellt werden.

Bei manchen Patienten konnte die Zufuhr von essenziellen Fettsäuren wie Fischöl die Beschwerden beim Wasserlassen merklich verbessern.

Rheuma: Arthrose, Arthritis

»Rheuma« ist eigentlich keine definierte Krankheit, sondern ein Sammelbegriff für verschiedene Erkrankungen im Stütz- und Bewegungsapparat, das sind zum Beispiel die Muskeln und Gelenke, Bänder, Sehnen, Knorpeln und Nerven.

Ärzte fassen vor allem Arthrose und Arthritis als »Erkrankungen des rheumatischen Formenkreises« zusammen. Arthrose und Arthritis sind allerdings zwei sehr verschiedene Krankheiten; gemeinsam ist ihnen beinahe nur, dass sie die verschiedenen Gelenke des Körpers befallen und meist die Fähigkeit zur Bewegung einschränken, sodass für viele Betroffene jede Bewegung oder jeder Schritt zur Qual wird.

Überhaupt sind die rheumatischen Erkrankungen im Großen wie im Kleinen eines der größten Probleme sowohl für unser Gesundheitswesen als auch für fast jeden Menschen, vor allem für die Älteren unter uns. Die Kosten, die für Arbeitsausfall, Therapie und Pflege von Rheumapatienten aufgebracht werden müssen, sind enorm: Schon vor fünf Jahren hat die Behandlung von Krankheiten des Muskel-Skelett-Systems in Deutschland fast 25 Milliarden Euro pro Jahr und damit mehr als zehn Prozent der gesamten Behandlungskosten für alle Krankheiten verschlungen. Das sind umgerechnet jährlich über 600 Euro pro deutschem Haushalt, egal ob in ihm ein Rheumakranker lebt oder nicht!

Und nur ein Betroffener kann sich vorstellen, wie es ist, wenn man über viele Jahre hinweg keinen Schritt tun oder keinen Handgriff verrichten kann, ohne von einem stechenden Schmerz daran erinnert zu werden, dass der Körper nicht mehr so funktioniert, wie er sollte.

Lassen Sie uns nun die beiden wichtigsten Erkrankungen des rheumatischen Formenkreises näher ansehen und vergleichen:

Arthrose ist im Prinzip ein Abnutzungseffekt der Gelenke, genauer gesagt der Knorpel in den Gelenken; diese sollten eigentlich ein »reibungsloses« Funktionieren der Gelenke gewährleisten. Arthrose ist entweder vom Patienten zu einem Teile selbst »verschuldet«, nämlich durch einen falschen Lebensstil, der sich beispielsweise in Übergewicht äußert, oder falsche Belastung oder »von selbst« aufgetreten, etwa durch eine angeborene Deformation, durch Osteoporose oder durch die Folgen von Arthritis. Am häufigsten von Arthrose betroffen sind die Kniegelenke (Gonarthrose), danach die Hüftgelenke (Coxarthrose) und die Schultergelenke (Omarthrose). Auch Fingergelenke werden oft arthrotisch, dies verursacht nicht nur Schmerzen, sondern manchmal auch unschöne Deformationen an ihnen. Grundsätzlich kann man aber an jedem der 143 Gelenke des Körpers an Arthrose erkranken.

Das »andere« Rheuma, die Arthritis, ist eine entzündliche Autoimmunerkrankung, was bedeutet, dass sich das natürliche Abwehrsystem des Körpers gegen diesen selbst richtet. Die Bezeichnungen »Rheumatoide Arthritis« und »Chronische Polyarthritis« sind bedeutungsgleiche Namen für diese Krankheit.

Arthrose betrifft vor allem ältere Menschen, Arthritis bekommt man typischerweise schon ab dem 30. Lebensjahr.

Unter Arthrose leiden sehr viele Menschen (sie ist eine der häufigsten Ursachen für Arztbesuche und Medikamentenverordnungen), unter Arthritis nur wenige – etwa zwei Prozent der Bevölkerung in Deutschland.

Arthrose entwickelt sich über längere Zeit und meist recht gleichmäßig, Arthritis kommt oft plötzlich und typischerweise in Schüben.

Die Therapie der beiden Arten von Rheuma ist zum Teil ganz ähnlich, zum Teil sehr unterschiedlich.

Sowohl gegen Arthrose als auch gegen Arthritis werden hauptsächlich Medikamente aus der Gruppe der sogenannten »nicht-steroidalen Antirheumatika« oder NSAR eingesetzt. Diese wirken rein symptomatisch gegen den Schmerz und haben keinen Einfluss auf den ursächlichen Krankheitsverlauf, jedenfalls keinen positiven. Mehr dazu weiter unten.

Man muss jedoch anmerken, dass die Unterdrückung von Schmerz in der Behandlung von Erkrankungen des Bewegungsapparats oft eine wichtige Rolle spielt: Durch den Schmerz nimmt der Patient oft an der betroffenen Stelle eine unnatürliche Schutzhaltung ein, die den natürlichen Bewegungsablauf behindert. Das kann zu weiteren Schädigungen und zu weiteren Schmerzen führen. Die Schmerztherapie, sei es durch Medikamente oder durch physikalische Therapiemaßnahmen, kann diesen »Teufelskreis« aus Schmerz und Schutzhaltung durchbrechen helfen und die Beweglichkeit wieder herstellen oder erhalten.

Der geläufigste Wirkstoff aus der Gruppe der NSAR ist wahrscheinlich das bekannteste Medikament überhaupt: Aspirin, dessen Wirkstoff Acetylsalicylsäure abgekürzt auch den meisten preiswerten generischen Nachbaupräparaten durch den Namenszusatz »-ASS« einen Namensbestandteil spendet.

Andere bekannte und stärker wirksame Mitglieder der NSAR-Gruppe sind Ibuprofen (Handelsnamen: Dolgit, Dolo-Puren, Spalt Kapseln, Dolormin, Neuralgin, Brufen, Parsal, Tabalon),

Diclofenac (Voltaren, Dolgit-Diclo, Dedolor, Sandoz Schmerzgel), Naproxen (Aleve, Dolormin, Mobilat, Proxen), Mefenaminsäure (in Deutschland nicht zugelassen; in Österreich: Parkemed), Piroxicam (Felden, Prioflam), Phenylbutazon (Ambene), Metamizol (Novalgin, Analgin).

Es existiert noch eine Anzahl weiterer ähnlicher Wirkstoffe, und es gibt auch viele andere Handelsnamen.

NSAR haben eine Reihe nicht ungefährlicher Nebenwirkungen, die in Studien dokumentiert sind und in der Produktinformation angeführt werden müssen. Weil es gerade so gut hierher passt: Haben Sie sich noch niemals gefragt, was die etwas schwammig klingenden Angaben zur Häufigkeit der Nebenwirkungen auf den Beipacktexten der Medikamente bedeuten? »Selten«, »häufig«? Was so unbestimmt klingt, unterliegt in Wirklichkeit ganz genauen Bestimmungen, die Ihnen als Konsument und Patient aber normalerweise nicht erklärt werden – wohl, um Sie nicht zu beunruhigen.

Hier die Auflösung: »Sehr häufig« bedeutet, dass mehr als einer unter zehn Patienten unter der beschriebenen Nebenwirkung leidet. »Häufig« heißt, dass ein bis zehn von 100 Patienten von Nebenwirkungen betroffen sind. »Gelegentlich« drückt aus, dass ein bis zehn von 1000 Patienten Nebenwirkungen registrieren. Bei dem Begriff »selten« gilt dies für ein bis zehn von 10 000 Patienten, und bei der Formulierung »sehr selten« ist es weniger als ein Patient von 10 000, der Nebenwirkungen erleidet.

Die gefährlichsten Nebenwirkungen der nichtsteroidalen Antirheumatika sind Magenblutungen und ähnliche Komplikationen. In Deutschland müssen die gesetzlichen Krankenversicherungen pro Jahr ungefähr 125 Millionen Euro aufwenden, um die Nebenwirkungen von NSAR auf den

Verdauungstrakt zu therapieren. Man schätzt, dass jedes Jahr ungefähr 2000 Todesfälle in Deutschland auf das Konto dieser Nebenwirkungen gehen, manche Quellen schätzen die Dunkelziffer aber noch viel höher.

Eine andere bekannte Nebenwirkung der NSAR wirkt direkt den Selbstheilungskräften des Körpers entgegen: Der körpereigene Mechanismus zur Regeneration der Gelenksknorpel wird blockiert.

Eine weitere moderne Wirkstoffgruppe zur Behandlung des rheumatischen Formenkreises sind die sogenannten COX-2-Hemmer, die erst seit etwa zehn Jahren am Markt sind. Sie scheinen zwar wesentlich weniger schädlich für den Magen-Darm-Trakt zu sein, haben aber zu einem großen Teil noch schwerwiegendere Nebenwirkungen. Aus diesem Grund wurden einige dieser Wirkstoffe zwischenzeitlich wieder vom Markt genommen, beziehungsweise ihnen wurde die Zulassung wieder entzogen. Das gilt zum Beispiel für Rofecoxib (Vioxx) wegen des verstärkten Auftretens von Herzinfarkten und Schlaganfällen, für Lumiracoxib (Prexige) wegen Leberschädigungen und für Valdecoxib (Bextra) wegen allergischer Hautreaktionen.

In Deutschland derzeit zugelassene COX-2-Hemmer sind Etoricoxib (Arcoxia, wurde in den USA wegen Sicherheitsbedenken nicht zugelassen) und Celecoxib (Celebrex). Celecoxib ruft als Nebenwirkungen häufig Infektionen der oberen Atemwege, Schlaflosigkeit und Schwindel hervor. Bei Etoricoxib sind vor allem Schwindel und Müdigkeit als Nebenwirkungen bekannt.

Alle COX-2-Hemmer sind kontraindiziert (das heißt, dürfen nicht eingesetzt werden) bei bestehender Koronarer Herzkrankheit oder Herzinsuffizienz.

Operative Verfahren

Die Behandlung vor allem von Arthrose durch operative Eingriffe ist der Versuch, eine ursächliche Verbesserung des Zustands herbeizuführen, indem am Ort des Geschehens, meist am Gelenk, direkt eingegriffen wird.

Vor allem der Ersatz eines defekten Gelenks durch ein einoperiertes künstliches Gelenk, eine sogenannte Endoprothese, ist heute ein sehr verbreitetes Vorgehen. In Deutschland werden jedes Jahr ungefähr 160 000 Hüftgelenke und etwa halb so viele Kniegelenke eingesetzt. Eine korrekt eingesetzte Endoprothese, bei der keine Komplikationen wie Infektionen, vorzeitige Lockerung oder Materialfehler auftreten, kann die Funktion des Gelenks für lange Zeit wiederherstellen – für lange Zeit, aber nicht für immer! Nach dem heutigen Stand der Technik muss ein künstliches Hüftgelenk meist nach etwa 15 Jahren ausgetauscht werden, da das künstliche Gelenk in der natürlichen Hüftpfanne immer mehr auslockert. Dieser Vorgang ist normal und kann mit heutigen Mitteln nicht verhindert werden. Leider ist der Austausch eines künstlichen Gelenks aufwendiger und komplexer als das erstmalige Einsetzen. Vor allem bei sehr alten Menschen, die durch Osteoporose oder Knochenschwund schon viel Knochenmasse abgebaut haben, kommt es in der Folge sehr oft zu Brüchen.

In Fällen, bei denen eine Endoprothese nicht nötig oder nicht möglich ist, können auch andere Operationsmethoden angewendet werden. Bekannte gelenkerhaltende Verfahren sind zum Beispiel die Osteotomie oder Gelenkumstellung, die Abrasion und die Gelenkversteifung sowie die Autotransplantation, bei der man gut erhaltenes Gewebe aus weniger belasteten Randlagen des Gelenks an stärker belastete und bereits geschädigte Stellen einbringt.

Alle diese Operationsmethoden sind, wie auch die Medikamententherapie, keine ursächliche Behandlung der Krankheit, sondern stellen eine Schadensbegrenzung und eine aufschiebende Erhaltung der Funktion dar. Techniken und Verfahren zur Wiederherstellung des geschädigten Knorpelgewebes stecken noch in den Kinderschuhen beziehungsweise im experimentellen Stadium.

Eine Vielzahl von Therapien und Anwendungen für Arthrose-Patienten gibt es im Bereich der physikalischen und manuellen Therapien. Alle diese Techniken, seien es Gymnastik, medizinische und Moorbäder, Physiotherapie, Heilgymnastik, verschiedene Elektrotherapien oder orthopädische Hilfsmittel, sind ebenfalls nur dazu geeignet, meist vorübergehende Linderung zu verschaffen sowie die Beweglichkeit und die Schmerzsituation zu stabilisieren.

Alternative Behandlungsmethoden

Interessanterweise sind die heute bekannten (und auch die weniger bekannten) komplementären Verfahren zur Behandlung von Arthrose mehr an einer ursächlichen Verbesserung des Zustands und weniger an Schmerzunterdrückung und »Notmaßnahmen« orientiert als die etablierten schulmedizinischen Techniken und Therapien.

Die meisten dieser Mittel dienen dem Erhalt der Knorpelmasse im Gelenk, indem die wichtigsten »Bausteine« zur Bildung von Gelenkknorpeln zugeführt werden.

Die Funktion und der Aufbau der Knorpel lassen sich stark vereinfacht so beschreiben: Sie sind extrem glatt – wesentlich glatter als ein schmelzender Eiswürfel – und können extrem gut Stöße dämpfen. Sie bestehen in der Hauptsache aus Wasser, Kollagen (ein Protein, das im Knorpel als Gerüst und Klebstoff dient) und den Proteoglycanen. Bei Letzteren handelt es sich um Riesenmoleküle, die das »Füllmaterial« des Knorpels bilden, Wasser speichern und höchst elastisch sind.

Die Steuerung und die Produktion des Kollagens und der Proteoglycane werden von den Chondrozyten besorgt. Diese spezialisierten Zellen produzieren nicht nur diese beiden Knorpelbestandteile, sondern kümmern sich auch um deren Entsorgung, wenn sie verbraucht sind.

Schmerzfreie und bewegliche Gelenke beruhen also im Prinzip auf dem Funktionieren und dem Gleichgewicht dieser Knorpelbestandteile.

Um defekte Knorpel und Gelenke wieder näher zu ihrem gesunden Zustand zu bringen, haben sich in den vergangenen Jahren mehrere natürliche Mittel etabliert. Die beiden wichtigsten davon sind Glucosamine und Chondroitinsulfat.

Glucosamine regt die Chondrozyten an, möglichst viel Proteoglycane zu produzieren, die wiederum mehr Wasser speichern und dem Knorpel eine verbesserte Stoßdämpfung im Gelenk ermöglichen. Auch die Produktion von Kollagen scheint durch Glucosamine angeregt zu werden.

Chondroitinsulfat ist ein genialer Partner und Unterstützer von Glucosamine: Es transportiert Wasser ins Knorpelgewebe und schützt den Knorpel vor Verschleißerscheinungen.

Da es äußerst sinnvoll ist, bei Gelenksproblemen Chondroitinsulfat und Glucosamine zusammen einzunehmen, sind am Markt Kombinationspräparate aus beiden Bestandteilen verfügbar.

Weitere natürliche Stoffe zur Förderung der Gelenksfunktionen sind:
- Seegurke: Diese Verwandte des Seesterns wird in Asien seit Jahrtausenden zum Knorpelaufbau angewendet
- Bromelain: ein Enzym aus der Ananas, das nicht nur entzündungshemmend wirkt, sondern auch gegen Gelenksbeschwerden
- Haifischknorpel
- Folsäure
- Kurkuma: oranger Gewürz-Curry. Eigentlich ein Gewürz, das aber erstaunliche entzündungshemmende Wirkung besitzt
- Fischöl: reich an wichtigen Omega-3-Fettsäuren
- Akupunktur: durch Studien nachgewiesene Wirkung bei arthrotischen Kniegelenken
- Magnetfeldtherapie: Kann sowohl die Beweglichkeit verbessern als auch Schmerzen lindern. Ein konsequenter und regelmäßiger Einsatz ist dabei unbedingt notwendig.

Für Arthritis-Patienten: Lassen sie sich auf Nahrungsmittel-Allergien und -Unverträglichkeiten testen!

Homöopathie:
- Pulsatilla
- Rhus toxicodendron

Schüßler-Salze:
- Nr. 4
- Nr. 8
- Nr. 12
- Nr. 18

Wechselbeschwerden und Regelbeschwerden

Die häufigsten Beschwerden im Bereich der Gynäkologie sind die Wechselbeschwerden, also Erscheinungen, die im Zusammenhang mit der Menopause auftreten, und Menstruationsstörungen und -beschwerden, vor allem das sogenannte prämenstruelle Syndrom oder PMS, sowie Regelschmerzen oder Dysmenorrhoe.

Die Wechseljahre, medizinisch ausgedrückt das Klimakterium, fallen bei den meisten Frauen zwischen das 45. und 55. Lebensjahr. Sie werden verursacht durch eine hormonelle Umstellung, vor allem durch die stark verminderte Produktion des Hormons Östrogen in den Eierstöcken. Eine typische Erscheinung im Klimakterium ist, dass die Zyklen der Monatsblutung unregelmäßig werden, sie kann öfter oder seltener auftreten, irgendwann bleibt sie dann ganz aus.

Das Klimakterium ist ein normaler und natürlicher Vorgang, kann aber unangenehme Symptome und Begleiterscheinungen mit sich bringen. Die bekanntesten davon sind: Hitzewallungen, Stimmungsschwankungen und Depression, verminderte Libido (Geschlechtstrieb), trockene Scheidenschleimhaut, dadurch Schmerzen beim Geschlechtsverkehr und andere mehr.

Man hat schon relativ früh versucht, durch die Gabe von Östrogen die Symptome des Klimakteriums in den Griff zu bekommen, erste Versuche vor mehr als 40 Jahren zeigten aber schlechte Ergebnisse, vor allem in Form eines Anstiegs der Fälle von Gebärmutterkrebs. Ein neuer Ansatz mit der Kombination der Hormone Östrogen und Gestagen zeigte bessere Resultate, und eine Zeit lang wurde die Hormonersatztherapie auf breiter Basis eingesetzt. In den vergangenen Jahren wurden Daten vorgelegt, die ein erhöhtes Risiko für Brustkrebs und Venenthrombosen unter der Hormonersatztherapie nachweisen, daher ist sie mittlerweile eher umstritten und wird sehr viel vorsichtiger eingesetzt. Der Einsatz komplementärmedizinischer Mittel und Methoden hat dadurch verstärkt an Bedeutung gewonnen.

Häufig verwendete Wirkstoffe in der Hormonersatztherapie sind Ethinylestradiol und Levonorgestrel.

Regelschmerzen oder Dysmenorrhoe sind für sehr viele Frauen ein ständiges Problem, das in vielen Fällen zu wiederkehrender Arbeitsunfähigkeit führen kann. Die Schätzungen über die Zahl der betroffenen Frauen variieren, liegen aber bei 40 bis 70 Prozent.

In den meisten Fällen werden Regelschmerzen nicht durch andere Erkrankungen wie Endometriose oder Zysten verursacht, sondern sind eine direkte Folge der Monatsblutung; die Muskulatur der Gebärmutter zieht sich zusammen, um die Gebärmutterschleimhaut abzustoßen, wodurch Schmerzen verursacht werden.

Als Therapie gegen Regelschmerzen wird vor allem Ibuprofen empfohlen (Dolgit, Dolo-Puren, Spalt Kapseln, Dolormin, Neuralgin, Brufen, parsal, Tabalon), aber auch Kontrazeptiva (Antibabypille) zeigen oft eine gute Wirkung gegen Regelschmerzen, vor allem solche mit dem Wirkstoff Chlormadinon (Balanca, Belara, Belissima, Chariva, Chantal, Enriqa, Esticia, Eufem, Gestamestrol, Mona-Hexal, Neo-Eunomin).

Das prämenstruelle Syndrom oder PMS betrifft sehr viele Frauen, wobei die genaue Erfassung wegen der verschieden angesetzten Definitionen oft schwierig ist. Viele Autoren nennen einen Anteil von 30 bis 40 Prozent der Frauen, die regelmäßig unter PMS leiden, manche bis zu 80 Prozent.

Die wichtigsten Symptome von PMS sind Müdigkeit, Reizbarkeit und Stimmungsschwankungen, auch körperliche Symptome wie Blähungen oder Heißhunger werden oft beobachtet. Es tritt normalerweise vier bis 14 Tage vor Beginn der Menstruation auf und verschwindet meist, wenn die Blutung einsetzt.

Auch gegen PMS wird oft Ibuprofen verordnet, aber auch Hormonpräparate wie Drospirenon (aida, Petibelle, Yasmin, Yasminelle, Yaz). Yasmin ist übrigens auch die meistverkaufte Antibabypille der Welt. Drospirenon zeigt häufig (das bedeutet bis zu zehn Prozent) Nebenwirkungen wie Kopfschmerzen, Stimmungsschwankungen, Akne, Brustspannen und Gewichtszunahme. Allein im vergangenen Jahr sind in Deutschland nach Angaben des Bundesinstituts für Arzneimittel fünf Frauen an den Folgen von Nebenwirkungen von Drospirenon verstorben. Die amerikanische Behörde FDA gibt an, dass es bisher insgesamt 190 Todesfälle gegeben hat, die auf Drospirenon zurückzuführen sind.

Alternative Behandlungsmethoden

Menopause

Es existieren einige Heilpflanzen, die östrogenähnliche Wirkstoffe enthalten, aber nicht die Nebenwirkungen synthetischer Hormone aufweisen: die Trauben-Silberkerze und der Mönchspfeffer. Des Weiteren werden die Isoflavonoide des Rotklees (auch Wiesen-Klee genannt) und in Soja seit kurzer Zeit für die erfolgreiche Behandlung von Wechselbeschwerden genutzt.

Regelschmerzen

Eine der wirksamsten Anwendungen der pulsierenden Magnetfeldtherapie oder MFT ist die Vorbeugung und Therapie von Regelschmerzen. Ein oder zwei Tage vor dem erwarteten Einsetzen der Regel sollte mit einem kleinen Lokalapplikator am Unterbauch ein- bis zweimal am Tag therapiert werden. Betroffene Patientinnen haben von sofortigem Verschwinden der Beschwerden berichtet, das so lange anhielt, wie die Therapie fortgesetzt wurde.

Eine ausreichende Aufnahme von Magnesium und Eisen soll für die Dämpfung von Regelschmerzen förderlich sein.

Regelmäßige Bewegung kann durch die damit verbundene verbesserte Durchblutung des Beckenbereichs sowie die muskelentspannende Wirkung oft ebenfalls eine Linderung der Schmerzen bewirken.

Auch bei PMS können die natürlichen Hormonersatzstoffe wie Mönchspfeffer, Rotklee oder Trauben-Silberkerze die Beschwerden lindern.

Akupunktur kann, durch den erfahrenen Fachmann ausgeführt, in vielen Fällen gegen Menstruationsschmerzen helfen. Es braucht aber erfahrungsgemäß längere Zeit und mehrere Sitzungen, bis die Wirkung einsetzt.

Prämenstruelles Syndrom (PMS)

Ähnlich wie bei Regelschmerzen können auch bei PMS Mönchskerzenextrakt und regelmäßige Bewegung schnelle Hilfe bringen.

Teil III: Therapie im Detail

Im folgenden Teil des Buches sind die Therapien und Wirkstoffe, die als Alternative oder Ergänzung zu den Medikamenten bei den jeweiligen Krankheiten genannt werden, im Einzelnen erklärt. Der Grund für diese Struktur ist, dass einige dieser Therapien und Wirkstoffe bei mehreren Krankheiten anwendbar sind und es daher nicht sinnvoll wäre, immer wieder die gleiche Beschreibung zu kopieren. Daher ist die Erklärung hier im dritten Teil des Buches konzentriert.

Ich habe bei den meisten Verfahren und Mitteln keine genauen Dosisangaben oder homöopathische Potenzierungen und keine Anleitung zur Anwendung gegeben. Das hat mehrere Gründe:

Ich möchte Sie nicht dazu verleiten, ernsthafte Krankheiten in Zukunft in Eigenregie zu behandeln, weil Ihnen vielleicht die eine oder andere Therapie gut gefällt und beim Lesen wirksam erscheint. Wenn Sie nicht qualifiziert sind, Krankheiten zu behandeln, dann sollten Sie das auch nicht tun! Sprechen Sie mit Ihrem Arzt, Ihrem Heilpraktiker, Ihrem Physiotherapeuten, Ihrem Apotheker – je nach Sachlage und Krankheit. Sie werden Ihnen die exakte Anwendung erklären und je nachdem, wie Ihr Fall gelagert ist, die dafür richtige Dosis empfehlen.

Bei Mitteln, die nur zur Vorbeugung eingesetzt werden und frei erhältlich sind, ist die empfohlene Dosis und Anwendung im Beipacktext erläutert. Davon stark abweichende oder erhöhte Dosen, wie sie oft für therapeutische Zwecke eingesetzt werden (zum Beispiel in der hoch dosierten Vitamintherapie), sollten Sie nicht ohne fachkundige Beratung ausprobieren!

Mir ist bewusst, dass die Beschreibung so vieler verschiedener Therapieverfahren und Wirkstoffe in einem einzigen Buch zwangsläufig nur einen Überblick bieten kann, weil das Werk sonst überaus umfangreich und unhandlich würde.

Nahrungsergänzungen: Vitamine, Mineralstoffe und Spurenelemente

Nahrungsergänzungsmittel sind vor allem Vitamine, Mineralstoffe und Spurenelemente, die den Bedarf an solchen Substanzen decken sollen, der von der normalen Nahrungszufuhr nicht gedeckt wird. Rechtlich gesehen sind sie Lebensmittel, die aber seit dem Jahr 2004 aufgrund nationalen und EU-Rechts besonderen Vorschriften unterworfen sind. Seit 2007 gibt es eine EU-weite Verordnung, die auf sehr strikte Weise regelt, ob und wie für Nahrungsergänzungsmittel mit gesundheitsbezogenen Angaben geworben werden darf.

Der Hintergrund dieser umfassenden bürokratischen Bemühungen ist, dass in den vergangenen Jahrzehnten ein schwunghafter Handel mit Nahrungsergänzungsmitteln entstanden ist, die in Optik, Aufmachung und Werbung »echten« Medikamenten zum Verwechseln ähnlich sehen. Im Internet, in Drogeriemärkten und bei Strukturvertrieben konnte und kann man scheinbar auf einfache Art fast alle Krankheiten heilen, ganz ohne Arzt oder Rezept.

Diese Entwicklung war und ist dem herrschenden System zur Krankheitsverwaltung, also der Gesundheitspolitik, den Kassen und den Ärztekammern, ein Dorn im Auge. Nicht nur, dass hier eventuell unwirksame Mittel zur Therapie angepriesen werden (die gäbe es ja auch in der »echten« Medizin, dort noch dazu zulasten der Kassen und mit Nebenwirkungen). Das wirkliche Problem scheint zu sein, dass dem etablierten und stabilen System durch den nicht reglementierten Handel mit Nahrungsergänzungen, die sozusagen eine Form der »Volksmedizin« darstellen, Geld und Macht entzogen werden.

Die Reglementierung und Einschränkung des Handels mit Nahrungsergänzungsmitteln in den vergangenen Jahren hat, voraussehbar, zu einem riesigen Chaos geführt. Ich habe mir die Zeit genommen, die relevanten Dokumente der zuständigen EU-Behörde EFSA im Original und in der deutschen Übersetzung zu lesen. Ich habe sie nicht verstanden, und dabei halte ich mich nicht für besonders unintelligent oder mit dem Thema nicht vertraut. Ich denke, dass man für das Verstehen des EU-Behördensprech wohl eine eigene Ausbildung benötigt.

Das grundlegende Prinzip der Reglementierung von Nahrungsergänzungsprodukten und der damit verbundenen Werbung ist Folgendes: Es ist grundsätzlich verboten, für solche Produkte irgendeine gesundheitliche Werbebehauptung aufzustellen, auch wenn sie zutreffend wäre oder es sich um Dinge handelt, die jeder Mensch ohnehin weiß. Eine Ausnahme davon gibt es nur für Produkte, die auf einer beschränkten Liste der EFSA stehen und für die die Wirksamkeit sozusagen amtlich festgestellt wurde. Die Veröffentlichung dieser Liste wird für Ende 2011 erwartet, also über vier Jahre nach der Verordnung.

Natürlich wollen alle Herstellerfirmen, dass ihre Produkte auf diese Liste gelangen und somit weiterhin Werbung für gesunden Joghurt, Mineralstoffe und Ähnliches betrieben werden darf. Bis jetzt wurden Anträge für 40 000 Produkte gestellt, von diesen Anträgen hat die EFSA nur ein Zehntel angenommen und von diesem Zehntel bisher ein Viertel geprüft. Von diesem Viertel wurde wiederum nur ein Fünftel in die engere Auswahl genommen, das sind also letztlich 200 von ursprünglich 40 000 Produkten. Auf der »Erlaubnis-Liste« für gesundheitsbezogene Werbung werden letztlich wohl nur etwa 100 Produkte landen.

Es sind bei all die beantragten Produkten sehr interessante Fälle dabei: So ist zum Beispiel die irische Milchwirtschaftsbehörde abgelehnt worden, die damit werben wollte, dass Milch gesund sei, vor allem für Kinder.

So viel vorab zur Überwachung und Beschränkung von Nahrungsergänzungsprodukten. Vielleicht denken Sie aufgrund dieser Informationen jetzt, dass an der Sache was dran sein muss, wenn der von niemandem gewählten EU-Überregierung so viel daran liegt, dass Sie nichts über die gesundheitsfördernde Wirkung von einfach erhältlichen, billigen und fast immer unschädlichen Stoffen erfahren sollen. In diesem Fall möchte ich Ihnen nicht widersprechen.

Ich mache in diesem Buch keine Werbung für irgendetwas und kann daher schreiben, was ich möchte. In diesem Sinn …

Vitamine

Hinsichtlich der Notwendigkeit, Vitaminpräparate einzunehmen, gibt es seit langer Zeit heftige Diskussionen. Im Prinzip kann sich jeder seine eigene Meinung darüber bilden, dabei sollte man aber beachten, dass die Vertreter beider Richtungen, also der Pro- wie der Contra-Position, wohl hauptsächlich ihren eigenen Vorteil im Auge haben: Diejenigen, die behaupten, Vitaminpräparate seien vollkommen unnötig, vertreten so gut wie immer das staatlich geregelte, planwirtschaftliche Gesundheitssystem. Die Befürworter von Vitaminen haben fast immer ein eigenes kommerzielles Interesse am Verkauf der Produkte.

Linus Pauling, der einzige Mensch außer Marie Curie, der jemals zwei Nobelpreise für unterschiedliche Disziplinen (den Chemie- und Friedensnobelpreis) erhalten hat, widmete sich in den letzten Jahrzehnten seines Lebens der Entwicklung der sogenannten orthomolekularen Medizin, die mittels meist sehr hoher Dosen von Vitaminen und Mineralstoffen versucht, eine Vielzahl von Krankheiten zu heilen, unter anderem auch Krebs. Der theoretische Ansatz dahinter war, dass zwar bei gesunder und natürlicher Ernährung alle Mikronährstoffe ausreichend zugeführt werden, aber dass es in der heutigen Zeit fast unmöglich ist, sich wirklich gesund zu ernähren, weil durch Systemgastronomie, denaturierte Nahrungsmittel, lange Lagerzeiten und ähnliche Probleme der Gehalt an Nährstoffen in unserem Essen nicht mehr ausreichend sei.

Linus Pauling stand auch persönlich zu seinen Thesen und nahm angeblich pro Tag 18 000 mg Vitamin C zu sich.

Vitamine sind Stoffe, die unser Körper unbedingt braucht, die er aber nicht selbst erzeugen kann. Die einzige Ausnahme: Vitamin D kann durch Sonneneinstrahlung in der Haut gebildet werden.

Grundsätzlich sind in der in westlichen Ländern üblichen Ernährung offiziell Vitamine in ausreichender Menge enthalten, es gibt jedoch Studien, die sehr wohl Mangelerscheinungen auf breiter Basis belegen. Es existiert auch eine lange Liste von Ausnahmen, bei denen eine zusätzliche Zufuhr von Vitaminen sinnvoll ist. Wenn man sich nicht sicher ist, ob eine solche Ausnahmesituation vorliegt, kann man im Prinzip Vitaminpräparate »auf Verdacht« einnehmen. Eine Überdosierung hat meist keine Konsequenzen, ausgenommen fallweise bei den fettlöslichen Vitaminen A und D.

Zusätzliche Vitaminzufuhr empfiehlt sich in vielen Fällen bei
- erhöhtem Bedarf durch Wachstumsschübe, in der Schwangerschaft oder während der Stillzeit;
- Nikotinabhängigkeit;
- Autoimmunerkrankungen;
- Verdauungsstörungen und Magenerkrankungen;
- Stoffwechselstörungen;
- Erkrankungen der Leber und Nieren;
- einseitiger Ernährung (zum Beispiel Fertiggerichte, Vegetarier, Makrobiotiker);
- therapeutischer Verwendung von Vitaminen in hoher Dosierung.

Vitamin A

Hierbei handelt es sich um das »Augen-Vitamin«, das wichtig für das Sehpigment Rhodopsin oder »Sehpurpur« ist. Es schützt gegen Arteriosklerose, moduliert das Immunsystem, wirkt wachstumsfördernd. Es ist wichtig für bestimmte Stoffwechselfunktionen.

Vitamin-A-Mangel kommt vor allem bei Patienten mit Erkrankungen im Bereich von Bauchspeicheldrüse, Darm, Leber und Galle vor. Typische Mangelerscheinungen sind erhöhte Anfälligkeit für Infektionen, Nachtblindheit, Wachstumsstörungen bei Kindern und Schleimhautveränderungen.

Vitamin A kommt in hoher Dosis in Fischöl und -leber sowie in Butter vor. Vitamin A wird aus Beta-Carotin gebildet, das vor allem in Karotten und auch in manchen Obstsorten enthalten ist.

Der Tagesbedarf für Erwachsene beträgt 0,8 mg. Eine Überdosierung von Vitamin A kann Kopfschmerzen, Übelkeit und Erbrechen hervorrufen.

Vitamin B

Die Vitamine der B-Gruppe sind wichtig für die Verdauung, für Haut sowie Blut und können einen positiven Einfluss auf Schmerzlinderung und Wundheilung nehmen.

Vitamin B1

B1 ist besonders für den Energiehaushalt des Körpers förderlich und beeinflusst die Nervenleitfähigkeit.

Mangelerscheinungen sind Muskelschwäche, Hautkribbeln, Bradykardie (zu langsamer Puls), Verwirrtheit und Vergesslichkeit. Die klassische B1-Mangelkrankheit ist die Beri-Beri-Krankheit.

Kartoffel, Getreide, Hülsenfrüchte und Fleisch enthalten besonders viel Vitamin B1.

Der Tagesbedarf für Erwachsene beträgt ungefähr 1,1 mg, bei Schwangeren liegt dieser Wert um etwa die Hälfte höher.

Vitamin B2

Vitamin B2 (Riboflavin) ist vor allem für den Stoffwechsel sowie für die Haut und die Schleimhäute von Bedeutung.

Mangelerscheinungen äußern sich in Entzündungen und krankhaften Veränderungen von Zunge und Mundschleimhaut, Augenerkrankungen, Appetitlosigkeit, Schwindelgefühl und Depression.

Vitamin B2 ist besonders in Milch, Leber, Fleisch und einigen Gemüsesorten enthalten.

Die empfohlene Tagesdosis beträgt 1,4 mg.

Vitamin B5

Vitamin B5 (Pantothensäure) ist vor allem wichtig für die Haut und für die Darmfunktion.

Mangelerscheinungen treten in Form von Magen- und Darmproblemen, schlechter Wundheilung und bei länger dauernder Unterversorgung in Form des sogenannten »Burning Feet« (Brennende-Füße)-Syndroms auf.

Vitamin B5 ist besonders in Eiern, Innereien, Nüssen und Vollkorngetreide enthalten.

Der Tagesbedarf für Erwachsene liegt bei 6 mg.

Vitamin B6

Vitamin B6 ist ein Coenzym (das bedeutet Katalysator oder Auslöser) für viele biochemische Prozesse in unserem Körper.

Mangelerscheinungen sind Krampfzustände bei Neugeborenen und Hautprobleme im Gesichtsbereich.

Einen hohen Gehalt an Vitamin B6 weisen Weizenkleie, Cashewnüsse, Naturreis, Bananen, Kürbiskerne und Leber auf.

Der Tagesbedarf für Erwachsene beläuft sich auf 1,6 mg, bei Schwangeren verdoppelt sich dieser Wert.

Vitamin B9

Vitamin B9, auch als Folsäure bezeichnet, ist äußerst wichtig für die Entwicklung des Embryos; eine Unterversorgung mit Folsäure kann zu Fehlbildungen des Gehirns sowie der Wirbelsäule (Spina bifida) führen und eventuell angeborene Herzfehler bei diesem verursachen. Aus diesem Grund ist in manchen Ländern, zum Beispiel der Schweiz, Kanada oder den USA, die Beimischung von Folsäure zu Lebensmitteln wie Mehl gesetzlich vorgeschrieben. In Deutschland wurden solche Programme trotz Forderungen der Ärzteschaft vom Verbraucherschutzministerium abgelehnt.

Mangelerscheinungen sind außer den angesprochenen Fehlbildungen Störungen der Blutbildung und ein erhöhtes Risiko für Arteriosklerose.

Folsäure ist in Weizenkeimen, Kalbs- und Geflügelleber enthalten.

Der Tagesbedarf für Erwachsene liegt bei 0,2 mg.

Vitamin B12

Vitamin B12 ist ein Coenzym, das den Eiweißstoffwechsel und den Aufbau von Nervenzellen im Rückenmark fördert.

Mangelerscheinungen sind Anämie (Blässe, Tachykardie, Müdigkeit, Magen- und Darmbeschwerden) und neurologische Störungen wie Hautkribbeln, Reflexstörungen und Lähmungserscheinungen. Strenge Vegetarier, die auch keine Milch und keine Eier zu sich nehmen, sind besonders anfällig für einen Vitamin-B12-Mangel.

Vitamin B12 ist in tierischem Eiweiß (Milchprodukten und Fleisch) enthalten.

Der Tagesbedarf für Erwachsene beträgt 0,0025 mg.

Vitamin C

Vitamin C ist wie auch alle B-Vitamine wasserlöslich. Es ist wichtig für die Bildung von Kollagen zum Beispiel im Bindegewebe und in den Knochen sowie generell für viele Vorgänge des Zellstoffwechsels.

Es wirkt außerdem positiv auf das Immunsystem und schützt vor der oxidativen Wirkung von freien Radikalen, das sind Atome oder Moleküle, die Elektronen mit freien Bindungen aufweisen und dadurch besonders leicht reagieren. Freie Radikale werden als teilverantwortlich für den allgemeinen Alterungsprozess im Körper, Krebs und Arteriosklerose beschrieben; ihre Wirkung kann durch verschiedene Nahrungsergänzungen wie Vitamin A, C oder E und das Coenzym Q10 abgewehrt werden. Die Wirkung von Vitamin C als Vorbeugung gegen Erkältungskrankheiten ist nicht vollständig nachgewiesen.

Mangelerscheinungen bei zu wenig Vitamin C sind die klassische Skorbut-Krankheit, die heute in den Industrieländern sehr selten geworden ist, wie auch Zahnfleischbluten,

Infektionsanfälligkeit, Müdigkeit, Wundheilungsstörungen, Fieber und Durchfall.

Man liest sehr oft die Behauptungen von Medizinern, dass heutzutage in der westlichen Welt keine Vitaminmangelerscheinungen mehr vorkommen, weil wir alle gut ernährt sind. Diese Behauptungen sind so gut wie nie mit Fakten unterlegt, sondern eher geschätzt. Wenn man genau die Fakten nachprüft, können die Dinge allerdings ganz anders aussehen: Untersuchungen in den USA (NHANES-III-Studie und folgende) in den Jahren 1994 und 2004 haben das Ergebnis erbracht, dass zwischen 15 und 25 Prozent der Untersuchten an einer leichten bis ernsten Unterversorgung mit Vitamin C litten. Wohlhabende Menschen waren davon übrigens weniger betroffen als einkommensschwache.

Vitamin C ist besonders in Erdbeeren (mehr als in Zitronen!), Weichseln, Ananas, Kiwis, Orangen und Zitronen enthalten.

Der Tagesbedarf für gesunde Erwachsene liegt bei 80 mg, für Raucher und stillende Mütter (bitte nicht beides gleichzeitig praktizieren!) 150 mg. Für therapeutische Zwecke kann unter fachlicher Anleitung eine Dosis bis zu 5000 mg angewendet werden.

Vitamin D

Vitamin D ist das einzige Vitamin, das teilweise im menschlichen Körper selbst erzeugt werden kann, nämlich in der Haut aus Cholesterin durch Einfluss von Sonnenlicht. Es ist in der Vorsorge gegen Osteoporose (altersbedingtem Knochenschwund) und generell für die Stabilisierung des Knochenbaus einsetzbar.

Mangelerscheinungen bei Unterversorgung mit Vitamin D äußern sich in Form von Rachitis und Knochenentkalkung.

Die wichtigste Quelle für Vitamin D ist Fisch, vor allem Aal, Lachs, Forelle und Heringe. Auch Eier, Milch und Pilze enthalten Vitamin D.

Die empfohlene Tagesdosis für Erwachsene beträgt 0,005 mg Vitamin D. Eine Überdosis kann Kopfschmerzen, Magen-Darm-Beschwerden, Nierensteine und Schwächegefühl hervorrufen.

Vitamin E

Vitamin E kann im Allgemeinen Arteriosklerose und Herzkrankheiten vorbeugen helfen und der oxidativen Wirkung von freien Radikalen entgegenwirken. Im Speziellen trifft das Letztere im Bereich der Haut zu, sodass dem Vitamin E positive Eigenschaften gegen vorzeitige Hautalterung nachgesagt werden.

Mangelerscheinungen sind trockene Haut und schlechte Wundheilung.

Vitamin E ist vor allem in pflanzlichen Ölen (Weizenkeimöl), Milch und Eiern enthalten.

Der Tagesbedarf an Vitamin E für Erwachsene beträgt 12 mg.

Die angegebenen empfohlenen Mengen entsprechen der dafür zugrunde liegenden EU-Norm (EU-RDA, das bedeutet »recommended daily allowance« oder »empfohlene Tagesdosis«), die das letzte Mal im Jahr 2009 geändert wurde. Diese Vorgaben beziehen sich nur auf gesunde Menschen, nicht auf

Kranke, Rekonvaleszente oder Menschen, die besonderen Belastungen durch Genussgifte oder Umwelteinflüsse ausgesetzt sind. Auch sind die in der Naturheilkunde empfohlenen Vitamingaben meist wesentlich höher als die hier angeführten. Als Beispiel möchte ich die offiziell empfohlene Menge von Vitamin C mit 80 mg und die in der Therapie fallweise eingesetzte Tagesdosis von 5000 mg anführen, also etwa das 60-Fache! Bis zum Jahr 2008 war die EU der Meinung, dass wir nur 60 mg Vitamin C benötigen, die Deutsche Gesellschaft für Ernährung hingegen empfiehlt 100 mg.

Gleiches gilt auch für die empfohlenen Tagesdosen (EU-RDA) an Mineralstoffen.

Mineralstoffe

Mineralstoffe sind, wie auch die Vitamine und Spurenelemente, sogenannte Mikronährstoffe. Das bedeutet, dass sie nicht wie die Makronährstoffe (Kohlehydrate, Eiweiß und Fett) Energie an den Körper liefern, sondern lebenswichtige Zusatzaufgaben in der Versorgung des Körpers erfüllen. Sie müssen auch, wie die Vitamine, dem Körper von außen zugeführt werden, weil er sie nicht selbst erzeugen kann.

Calcium
(EU-RDA: 800 mg)

Wichtig für Frauen, vor allem in der Schwangerschaft und Stillperiode, und für ältere Menschen. Enthalten vor allem in Vollkornprodukten, Hülsenfrüchten, Milch und Nüssen.

Mangelerscheinungen: Verlust an Knochendichte.

Kalium
(EU-RDA: 2000 mg)

Kalium ist – zusammen mit Natrium – ein wichtiger Faktor für die Steuerung von Muskeln und Nerven. Außerdem beeinflusst es den Zellstoffwechsel und den Säure-Basen-Haushalt.

Kaliummangel kann zu Muskelschwäche, Verstopfung, Nierenproblemen und Herzbeschwerden (Extrasystolen) führen.

Magnesium
(EU-RDA: 375 mg)

Enthalten in Fleisch, Fisch, Gemüse und Kartoffeln. Wichtig für den Zellstoffwechsel, für die Knochen, Zähne und Muskeln.

Mangelerscheinungen: Nervosität, Kopfschmerz, Müdigkeit. Es wird vermutet, dass Depressionen und Psychosen durch Magnesiummangel verstärkt werden können.

Spurenelemente

Spurenelemente unterscheiden sich, wie der Name schon andeutet, von Mineralstoffen im Organismus dadurch, dass sie nur in sehr geringer Menge vorhanden sind beziehungsweise benötigt werden. Bei einigen Spurenelementen ist die genaue Funktion bis heute nicht vollständig erforscht.

Chrom
(EU-RDA: 0,004 mg)

Chrom ist wichtig für den Abbau von Zucker und Fett im Körper, zudem stärkt es die Immunabwehr. Es ist in Bierhefe, Käse und Nüssen enthalten.

Mangelerscheinungen: Mangel an Chrom fördert Diabetes.

Eisen
(EU-RDA: 14 mg)

Vor allem bei Frauen in den Wechseljahren und nach einer Geburt besteht erhöhter Eisenbedarf. Eisen ist enthalten in Fleisch, Leber und Vollkornprodukten; Spinat hat jedoch keinen besonders hohen Eisengehalt. Dieser Irrtum beruhte auf einem Berechnungsfehler, war aber über viele Jahrzehnte der Vorwand, Kinder mit Spinat zu drangsalieren, und auch die Grundlage für die weltberühmte Comicserie *Popeye*, deren Held durch den Verzehr von Spinat in Notsituationen übermenschliche Kräfte erlangt.

Fluorid
(EU-RDA: 3,5 mg)

Dem Fluorsalz Fluorid wird eine positive Wirkung in der Vorbeugung gegen Zahnkaries nachgesagt, die genaue Sachlage ist jedoch seit langer Zeit umstritten. In vielen Ländern wurden in den vergangenen 70 Jahren Programme zur Fluoridierung des Trinkwassers eingeführt; in Europa wurde das jedoch fast nicht praktiziert. Ausnahmen sind die Schweiz (bis 2003) und Irland, wo über zwei Drittel der Bevölkerung nur fluoridiertes Trinkwasser zur Verfügung hat. In Deutsch-

land, Österreich und der Schweiz wird jedoch das Speisesalz
mit Fluorid versetzt, teils verpflichtend, teils freiwillig, aber
mit hoher Marktdurchdringung.

Jod
(EU-RDA: 0,015 mg)

Jod (chemisch: Iod) ist vor allem wichtig hinsichtlich der
Vermeidung von Kropfbildung und für die Funktion der
Schilddrüse. In vielen Ländern wird als Vorsorgemaßnahme
das Speisesalz mit Jod angereichert, Deutschland gilt offiziell
immer noch als Jod-Mangelgebiet.

Kupfer
(EU-RDA: 1 mg)

Kupfer ist in Leber, Getreide, Nüssen und Schokolade enthalten; letztere Information kann nützlich sein, wenn Sie gern
naschen und dafür eine rationale Begründung benötigen. Allerdings tritt Kupfermangel so gut wie nie auf. Kupfer ist an
der Bildung von Melanin sowie Kollagen beteiligt und daher
wichtig für eine gesunde Haut.

Mangan
(EU-RDA: 2 mg)

Mangan ist wichtig für die Insulinproduktion und für die
Funktion verschiedener Enzyme, unter anderem beim Auf-
bau von Knorpelgewebe und Knochen. Hafer, Weizen und
Sojabohnen sind besonders reich an Mangan.

Selen
(EU-RDA: 0,0055 mg)

Selen wirkt als Antioxidans und fördert die Sehfunktion. Es ist in Fisch, Innereien, Nüssen und Kürbiskernen enthalten.

Die wichtigste Mangelerscheinung äußert sich in Form eines erhöhten Risikos für die Koronare Herzkrankheit. Die Dosierung von Selenpräparaten sollte mit Vorsicht und unter fachmännischer Anleitung erfolgen, da eine Überdosierung Vergiftungserscheinungen hervorrufen kann.

Zink
(EU-RDA: 10 mg)

Zink ist im menschlichen Körper wichtig in Bezug auf den Hormonhaushalt – insbesondere, was das Insulin angeht –, die Schilddrüsen- und Sexualhormone.

Zink kann im Körper nicht gespeichert werden, weshalb eine regelmäßige und kontrollierte Zufuhr wichtig ist.

Hier folgen noch einige Beschreibungen von Nahrungsergänzungen, die keine Vitamine oder Mineralstoffe sind:

Q10

Q10 ist ein Coenzym, wird aber manchmal fälschlicherweise auch als Vitamin bezeichnet. Coenzyme sind Stoffe, die sozusagen als Auslöser für Enzyme wirken, sodass diese ihre Aufgabe erfüllen können.

Q10 spielt eine eminent wichtige Rolle bei der Energieversorgung des Körpers: Es bewirkt, dass in den Mitochondrien, das sind die »Kraftwerke« in jeder der 70 Billionen Zellen unseres Körpers, der »Rohstoff« ADP in den »Kraftstoff« ATP umgewandelt wird. Unsere Organe mit dem höchsten Energiebedarf, nämlich das Herz, die Leber und die Lunge, weisen auch den höchsten Gehalt an Q10 auf.

Weitere Wirkungen sind der Schutz vor freien Radikalen und ein gewebestraffender Effekt.

Der Tagesbedarf liegt zwischen 30 und 200 mg; außer durch Q10-Präparate kann man den Bedarf an Q10 auch durch Fleisch oder öligen Fisch decken.

Kreatin

Kreatin, chemisch gesehen eine organische Säure, ist ein wichtiger Hilfsstoff für die Funktion unserer Muskeln. Etwa der halbe Bedarf an Kreatin kann vom Körper aus Eigenproduktion selbst gedeckt werden, die andere Hälfte muss über die Nahrung und/oder durch Kreatinpräparate von außen zugeführt werden.

Die empfohlene Tagesdosis an extern zugeführtem Kreatin beträgt 2–4 g. Wer kein oder nur wenig Fleisch oder Fisch konsumiert, sollte Kreatin durch Präparate zusätzlich einnehmen.

L-Carnitin

L-Carnitin ist ein wichtiger Baustein für unseren Energiestoffwechsel. Wenn die benötigte Menge von 100 bis 300 mg nicht durch den Genuss von rotem Fleisch aufgenommen wird, kann der Körper L-Carnitin synthetisieren, wenn im Organismus genügend Vitamin B6, C und Eisen vorhanden sind.

L-Carnitin unterstützt die Fettverbrennung und wird daher oft als zusätzliches Hilfsmittel zu Ernährungs- und Bewegungsprogrammen zur Gewichtsabnahme angewendet. Diese früher umstrittene Anwendung ist in den vergangenen Jahren durch Studien der Universitäten Rostock und Leipzig an Menschen nachgewiesen worden.

Flavonoide

Flavonoide sind Pflanzenfarbstoffe, die sehr positive Wirkungen auf diverse Aspekte unserer Gesundheit haben können. Es gibt sehr viele verschiedene Flavonoide (über 6000), und sie sind oft in Lebensmitteln enthalten, die gut schmecken, etwa Schokolade oder Weintrauben.

Einige Flavonoide können uns vor den zwei mit Abstand häufigsten Todesursachen schützen: Herz-Kreislauf-Erkrankungen und Krebs.

Auch Viren und Bakterien können durch Flavonoide bekämpft werden, vor allem bei Virusgrippe und Harnwegsinfektionen.

Omega-3-Fettsäuren

Diese ungesättigten Fettsäuren können vom Körper nicht selbst erzeugt werden; sie sind anscheinend sehr wichtig für die Vermeidung von Herz-Kreislauf-Komplikationen. Diese

158

Erkenntnis ist hauptsächlich durch epidemiologische, also statistische Untersuchungen belegt. So ist in Deutschland der plötzliche Herztod fast 20 Mal so häufig wie in Japan, wo der durchschnittliche Gehalt an Omega-3-Fettsäuren im Organismus dreimal so hoch ist wie in Deutschland.

Die wirksamste Zufuhr erfolgt durch Fischöl, entweder durch den häufigen Verzehr von fettem Fisch oder durch Omega-3-Fischölkapseln. Es gibt keine offiziell empfohlene EU-RDA-Dosis, aber Fachleute empfehlen 1 mg pro Tag.

Heilkräuter und Phytotherapie

Es gibt zwei Arten der Phytotherapie (das bedeutet Pflanzenheilkunde): die »moderne« Phytotherapie, die auf wissenschaftlichen und medizinischen Grundsätzen beruht, und die traditionelle, überlieferte Pflanzenheilkunde, die seit undenklichen Zeiten angewandt wird. Die beiden Arten der Phytotherapie werden auch vom Gesetzgeber verschieden behandelt: Für traditionelle Pflanzenheilmittel gibt es vereinfachte Zulassungsbestimmungen.

Die Phytotherapie ist wahrscheinlich die Disziplin in der Naturheilkunde, die der »normalen« pharmazeutischen Medizin am nächsten kommt, nicht nur in der formalen Handhabung und den Zulassungsbestimmungen, sondern auch in chemischer Hinsicht: Viele heute gebräuchliche Pharmapräparate wurden früher aus Pflanzenextrakten entwickelt, bis man sie synthetisieren, also künstlich herstellen konnte. Beispiele dafür sind etwa das Herzmittel Digoxin, ursprünglich Fingerhutextrakt; Morphine, die früher aus Mohn gewonnen wurden; das Hormon Östrogen, das man ursprünglich aus der Yamaswurzel herstellte; Salizylsäure aus der Weide, weiterentwickelt zur Acetylsalizylsäure alias Aspirin, oder das Malariamittel Chinin, das seinen Namen von der Chinarinde hat.

Die Wirkung der gebräuchlichen Phytopharmaka ist heute wissenschaftlich gut dokumentiert und belegt. Wenn man in der internationalen medizinischen Forschungsdatenbank *Medline* den Suchbegriff »pflanzlich« eingibt, erhält man 15 889 Fundstellen. 295 Studien und Publikationen befassen sich allein mit den Eigenschaften der Kamille. Diese wissenschaftlichen Arbeiten betreffen aber fast immer ein sehr schmales und spezialisiertes Fachgebiet, für den praktischen Einsatz von Kräuterextrakten in der Therapie und Gesundheitsvorsorge können dadurch nur wenig verwertbare Erkenntnisse gewonnen werden.

Gerade in Deutschland hat die Pflanzenheilkunde auch innerhalb der etablierten Medizin einen hohen Stellenwert. Innerhalb der EU haben pflanzliche Präparate hier den höchsten Marktanteil, und etwa 80 Prozent der Hausärzte geben an, regelmäßig auch Phytopharmaka zu verordnen. Einer der Gründe dafür ist, dass pflanzliche Präparate ein breites Wirkungsspektrum haben und in vielen Fällen weniger Nebenwirkungen zeigen als synthetische Medikamente.

Ähnlich wie einige energetische Therapieverfahren hat auch die Pflanzenheilkunde eine jahrtausendelange Tradition, vor allem in Asien. Bis vor etwa 100 Jahren war die Phytotherapie der Grundpfeiler der Pharmazeutik.

Eine der wichtigsten Persönlichkeiten in der Entwicklung der Kräuterheilkunde war Hildegard von Bingen. Sie war im zwölften Jahrhundert als Nonne und Äbtissin, Prophetin, Naturforscherin, Ärztin, Philosophin, Dichterin sowie Musikerin tätig und wohl eine der interessantesten Frauen des

160

Mittelalters. 400 Jahre nach ihrem Tod wurde sie heiliggesprochen.

Hildegard wurde, wie es damals üblich war, als zehntes Kind der Familie in ein Kloster gegeben. Dort begann sie im Alter von 42 Jahren, ihre Visionen, die sie seit der frühen Kindheit gehabt hatte, aufzuschreiben. So entstand das erste jemals in Deutsch geschriebene Buch über Naturkunde, *Physica*, das die Eigenschaften von mehr als 500 Pflanzen und Tieren, Edelsteinen und Metallen beschreibt. Ihr zweites Hauptwerk *Causae et Curae* befasst sich mit den Ursachen und der Behandlung von Krankheiten.

Hildegard hat immer danach gestrebt, die Ursache von Krankheiten zu behandeln und nicht deren Symptome. In ihrem Werk nehmen die Heilpflanzen eine wichtige Rolle ein. So hat sie zum Beispiel erstmals die Heilkraft der Ringelblume beschrieben. Heute kann man »Hildegard-Kräuter« als fertige Zubereitungen kaufen.

Paracelsus, der von vielen Autoren als der Vater der modernen systematischen Medizin beschrieben wird, begann im 16. Jahrhundert in seinem Buch *Herbarius* mit einer systematischen Erfassung der Heilpflanzenkunde. Er versuchte, durch Destillation die Essenz der Pflanze von den unbrauchbaren Bestandteilen zu trennen und so den reinen Wirkstoff zu gewinnen. Auf diese Weise entstanden die ersten alkoholischen Pflanzenauszüge.

Im Folgenden gebe ich Ihnen einen kurzen Überblick über die Wirkung der einzelnen Heilpflanzen, die im Hauptteil dieses Buches als alternative Heilmittel angeführt sind. Notwendigerweise kann ein solcher Überblick nur Ausschnitte aus dem sehr umfangreichen Sachgebiet der Pflanzenheilkunde wiedergeben.

Aloe

Aloe ist seit der Antike eine der bekanntesten Heilpflanzen. Sie speichert in ihren Blättern Feuchtigkeit und eine Vielzahl von Inhaltsstoffen wie Vitamine, Enzyme, Proteine und Aminosäuren.

Ihre Hauptanwendungsgebiete liegen in der Kosmetik und Dermatologie. Es gibt auch eine Vielzahl industriell hergestellter Produkte, die mehr oder weniger Aloe enthalten.

Aloesaft wirkt entzündungshemmend und antibakteriell. Aloeprodukte können gegen Sonnenbrand und offene Wunden auf der Haut eingesetzt werden, manche schreiben ihnen auch eine positive Wirkung bei Psoriasis (Schuppenflechte) zu.

Es sind in der Vergangenheit Wechselwirkungen von Aloe mit hydrocortisonhaltigen Hautcremes beschrieben worden; stillende Mütter sollten Aloe nur nach Rücksprache mit dem Arzt anwenden.

Andorn

Andorn ist eine der ältesten bekannten Heilpflanzen. Von den Alten Römern über das Mittelalter bis in die Neuzeit hatte er stets einen festen Platz in Repertoire der Kräuterheilkunde.

Hildegard von Bingen empfahl Andorn als Salbe gegen Kopfschmerzen und bei Erkältungen.

Heute wird Andorn vorwiegend angewendet bei Verdauungsbeschwerden, vor allem Dyspepsie, und bei Appetitlosigkeit, weiterhin zur Anregung der Leber- und Gallenfunktion.

Traditionelle Anwendungsgebiete sind Störungen der Gallensekretion, Erkrankungen der Atemwege (Bronchitis, Asthma, Keuchhusten, Katarrhe) sowie Mund- und Rachenentzündungen. Auch wurde Andorn traditionell äußerlich bei Hautverletzungen angewendet.

Eine homöopathische Anwendung ist bei Entzündungen der Atemwege gegeben.

Baldrian
(auch: Hexenkraut, Katzenwurzel, Stinkwurz, Mondwurzel)

Baldrian ist ein seit Langem bekanntes natürliches Beruhigungsmittel. Das Öl der Pflanze setzt die Erregbarkeit von Hirn- und Rückenmark herab, die enthaltene Isovaleriansäure (3-Methylbuttersäure) ist ein leichtes Betäubungsmittel.

Baldrian ist nicht nur ein weithin bekanntes Beruhigungs- und Schlafmittel, sondern wirkt auch ausgleichend. Man kann ihn also auch als Aktivator und Konzentrationshilfe einsetzen.

Anwendungsgebiete:
– Angstzustände
– Herzrasen
– nervöser Magen und Darm
– Stress
– Schlafstörungen
– Spannungskopfschmerzen

Eine homöopathische Anwendung kann bei Schlafstörungen und Nervosität erfolgen.

Unerwünschte Wirkungen: In Überdosierung kann Baldrian Lähmungserscheinungen hervorrufen und die Herztätigkeit und Darmmotilität hemmen.

Beifuß
(auch: Wilder Wermut, Sonnwendgürtel, Jungfernkraut, Gänsekraut)

Beifuß ist dem Wermut sehr ähnlich und kann für dieselben Anwendungen verwendet werden.

Die wichtigste Anwendung des Beifuß sind Magen- und Darmbeschwerden, Übelkeit und Störungen von Leber und Galle. Beifuß kann auch sozusagen prophylaktisch schwer verdaulichen Speisen als Gewürz beigemischt werden.

Weitere bekannte Wirkungen sind bei Entzündungen und Pilzbefall nachgewiesen.

Brennnessel
(auch: Sengnessel, Hanfnessel, Donnernettel)

Die Brennnessel ist eine wild wachsende Pflanze, deren Blätter bei Berührung Schmerzen und Rötungen der Haut verursachen.

Sie wird hauptsächlich zur Entschlackung, Entgiftung, Blutreinigung und Entwässerung genutzt. Die übliche Darreichungsform für diesen Zweck ist der Brennnesseltee.

Früher wurde ihr eine heilende Wirkung bei rheumatischen Erkrankungen zugeschrieben, tatsächlich wohl nur durch die wärmende Wirkung der Hautstimulation.

Weitere Anwendungsgebiete in der Naturheilkunde sind Entzündungen im Darm, Durchfallerkrankungen, Sodbrennen und andere Verdauungsstörungen, Regelbeschwerden bei der Frau und Prostatavergrößerung beim Mann.

Die Förderung von Haarwuchs und die Heilung von Kopfhautschuppen, die der Brennnessel manchmal zugeschrieben werden, sind wohl eher im Bereich der Placebowirkungen anzusiedeln.

Brombeere
(auch: Rahmbeere, Moren, Kroatzbeere, Hundsbeere, Frimbeere)

Die Heilwirkung der Brombeere, vor allem für den Magen-Darm-Bereich, wurde bereits im antiken Rom genutzt. Auch heute setzt man Tee aus den Blättern bei Darmbeschwerden ein. Brombeersaft kann man zum Gurgeln gegen Hals- und Rachenbeschwerden verwenden.

Wirkung: Die Blätter wirken adstringierend (zusammenziehend).

Anwendungsgebiete:
– Durchfall
– Magenbeschwerden
– Hautausschläge
– Blutreinigung
– Entzündungen im Rachenraum
– Heiserkeit

Brunnenkresse
(auch: Bachbitterkraut, Bachkresse, Bitterkresse, Bittersalat, Kersche, Wasserkresse)

Brunnenkresse ist seit langer Zeit als Küchenkraut bekannt. Schon geschätzt seit dem Mittelalter, wurde sie auch als vielseitig wirksames Heilkraut eingesetzt.

Man darf nur das frische Kraut verwenden und muss es möglichst feucht halten, um die Inhaltsstoffe zu erhalten. Verwendet werden die Blätter und fallweise der Saft.

Pharmakologische Wirkung: Über längere Zeit und in großen Mengen sollte Brunnenkresse, bedingt durch die Senfölglykoside, nicht verwendet werden, da sonst mit einer Magenschleimhaut- und Nierenreizung zu rechnen ist.

Keine Anwendung bei Kindern unter vier Jahren. Nicht bei entzündlichen Erkrankungen der Nieren einsetzen. Schwangere sollten Brunnenkresse wegen ihrer stark harntreibenden Wirkung meiden. In seltenen Fällen können Magen- und Darmbeschwerden auftreten.

Die aromatisch und leicht bitteren Blätter werden als Salat gegessen, gern auch zusammen mit anderen Frühjahrskräutern. Brunnenkresse gilt als blutreinigend und stoffwechselfördernd.

Wirkung: antibakteriell, wassertreibend.

Anwendungsgebiete:
– Gicht, Rheuma, Wassersucht
– Ekzeme, Hautleiden
– Blutreinigung
– steigert die Abwehr

– Entzündungen der Mundschleimhaut
– Erhöhung der Harnausscheidung

Unerwünschte Wirkungen: Bei länger dauernder Einnahme können die Magenschleimhaut und die Nieren gereizt werden. Nierenkranke und Schwangere sollten Brunnenkresse generell meiden. Selten treten Magen- und Darmbeschwerden auf.

Bärlauch
(auch: Waldknoblauch, Latschenknofel, Rams, Zigeunerknoblauch)

Bärlauch ähnelt dem Knoblauch und wurde in manchen Kulturen statt diesem verwendet. Sein Name kommt daher, dass Bären angeblich nach Ende ihres Winterschlafes als erste Nahrung dieses Gewächs zu sich nehmen.

Die wirksamen Inhaltsstoffe sind Vitamin C, ätherische Öle, Allicin (ein natürliches Antibiotikum), Schwefelverbindungen und hohe Mengen an Eisen, Mangan sowie Magnesium.

Unerwünschte Wirkungen: Der Inhaltsstoff Vinyldisulfid (eine Schwefelverbindung) kann Magenbeschwerden verursachen. Schwangere sollten Bärlauch nicht einnehmen.

Wirkung: antibakteriell, antiphlogistisch.

Anwendungsgebiete:
– Kreislauferkrankungen
– Magen/Darm
– Stoffwechsel
– Atmungssystem
– Arteriosklerose und Hypertonie

– Aktivierung der Leber- und Gallenfunktion
– Entschlackung
– Thrombose
– Gicht
– Diabetes

Homöopathische Anwendung: bei Verdauungsschwäche.

Frauenmantel
(auch: Bärenfuß, Frauenrock, Löwenfußkraut, Marienkraut, Perlkraut, Tauschüssel, Weiberkittel, Wundwurz)

Der Frauenmantel ist hauptsächlich für seine Wirkung bei gynäkologischen Problemen bekannt; seinen Namen hat er aber nicht wegen dieses Anwendungsgebiets erhalten, sondern wegen der Form der Pflanze, die an weite Mäntel erinnert, die man beispielsweise bei Marienstatuen oft in dieser Form sehen kann.

Im Mittelalter wurde er auch oft zur Wundversorgung bei Soldaten eingesetzt, innerlich wie äußerlich.

Wirkung: adstringierend.

Anwendungsgebiete:
– Menstruationsstörungen
– Wechselbeschwerden
– bei leichten Durchfallerkrankungen
– bei Magen-Darm-Störungen,
– zum Gurgeln
– bei Geschwüren und Ekzemen
– Wundheilung (äußerlich angewendet)
– Hautunreinheiten und -entzündungen

– Entzündungen der Atemwege
– als Kompresse bei Augenentzündung

Homöopathische Anwendung: chronischer Durchfall, Leber-erkrankungen.

Gänseblümchen (auch: Tausendschön, Mondscheinblume, Marienblümchen, Himmelsblume, Augenblümchen)

Das Gänseblümchen wurde im Mittelalter als universelles Heilmittel verwendet. Heute wird es vor allem im internistischen Bereich – Magen, Galle und Leber – eingesetzt.

Wirkung: leicht schmerzstillend und krampflösend.

Anwendungsgebiete:
– Magen- und Leberbeschwerden
– Appetitlosigkeit
– Verstopfungen
– Nieren- und Blasenleiden
– bei unreiner Haut
– Husten und Katarrhe
– äußerlich als Salbe zur Wundheilung

Heidelbeere (auch: Taubeere, Sentbeere, Schwarzbeere, Bickbeere)

Die Heidelbeere kann vor allem gegen Durchfälle gut wirksam sein, jedoch nicht als frische Frucht, sondern nur in abgekochter Form als Saft.

Wirkung: adstringierend; der Farbstoff kann die Vermehrung von Bakterien hemmen.

Verwendung: als ganze Beeren oder Abkochung bei unspezifischen, akuten Durchfällen sowie leichten Entzündungen der Mund- und Rachenschleimhaut.

Traditionell: als Adstringens, bei Blasenschwäche, zur sogenannten Blutreinigung und als adjuvante Maßnahme bei Diabetes mellitus.

Anwendungsgebiete:
– Duchfall (dabei verwendet man die getrockneten Beeren)
– Magenbeschwerden
– Entzündungen der Mundschleimhäute
– Husten
– Blasenschwäche
– Schuppenflechte
– Brandwunden

Unerwünschte Wirkungen: Die frische Beere ist nicht für jedermann verträglich. Die frischen Früchte sollten nicht bei Durchfällen eingenommen werden.

Himbeere
(auch: Runtzelbeere, Millbeere, Madebeere, Katzenbeere)

Die Himbeere ist der Brombeere in Bezug auf Inhaltsstoffe und Wirkspektrum sehr ähnlich.

Darreichungsform: Blätter als Tee oder Fruchtsaft.

Anwendungsgebiete:
– Durchfall
– zur Fiebersenkung
– Hautausschläge
– Magen- und Darmbeschwerden
– Blutreinigung
– Entzündungen im Mund- und Rachenraum
– Prostatastärkung

Nebenwirkungen sind nicht bekannt. Allerdings sollten in den ersten Monaten einer Schwangerschaft keine hohen Dosierungen der Blätter eingenommen werden, da diese Einfluss auf die Funktion der Gebärmutter nehmen können.

Holunder
(auch: Holler, Keilken, Schwarzer Holunder, Schwitztee)

Holunderblüten werden in Tees als Schwitzmittel bei Erkältungen genutzt und daher auch »Schwitztee« genannt.

Anwendungsgebiete:
– Erkältungen
– Gicht und Rheuma
– Stärkung des Immunsystems
– Husten
– Hautunreinheiten
– Nervosität

Homöopathische Anwendung: bei Schnupfen und Bronchitis (vor allem bei Kindern), grippalem Infekt, Weichteil- und Gelenkrheumatismus.

Darreichungsform: Blüten als Tee, Beeren als Saft.

Unerwünschte Wirkungen: Die Körner müssen vor dem Verzehr entfernt werden, sie sind leicht giftig. Rinde, Blätter und Wurzel dürfen nicht verwendet werden, sie enthalten giftige Blausäure und können Magen-Darm-Beschwerden hervorrufen, wie auch die unreifen Früchte.

Beerensaft darf nur gekocht eingenommen werden, da er sonst Erbrechen und Übelkeit hervorrufen kann.

Huflattich
(auch: Brustlattich, Rosshuf, Hufblatt, Hustenkraut)

Der Huflattich hat seinen Namen von der hufartigen Form seiner Blätter. Er wird seit der Antike als Mittel gegen Erkältungskrankheiten genutzt. Hippokrates erwähnte Huflattich als wirksam gegen eitrige Geschwüre.

Wirkung: schleimlösend, krampflösend, entzündungshemmend, adstringierend.

Anwendungsgebiete:
– Husten
– Rachen- und Kehlkopfkatarrhe
– Erkältungskrankheiten
– Bronchitis
– Darmentzündungen
– bei offenen Beinen, Wunden (durch Umschläge)
– Venenentzündungen (Umschläge mit Blättern)

Unerwünschte Wirkungen: Huflattich ist kontraindiziert bei Schwangerschaft und in der Stillzeit. Eine Anwendung von Huflattich darf generell nicht länger als vier Wochen erfolgen.

Johannisbrot

Der Johannisbrotbaum wächst hauptsächlich in mediterranem und mildem Klima in Küstennähe.

Für diätetische und therapeutische Zwecke wird der Samen des Johannisbrotbaums genutzt. Mittels moderner Verfahren ist es heute möglich, das Endosperm, also das Nährgewebe des Samens, zu isolieren und weiterzuverwenden.

Der Samen des Johannisbrotbaums hat übrigens einen historisch interessanten Aspekt: Das Gewicht der einzelnen Samenkörner ist außergewöhnlich konstant und entspricht genau einem Karat Gold, daher wurden die Samen früher von Goldschmieden als Maßeinheit benutzt.

Anwendungsgebiete:
– cholesterinsenkend
– blutzuckersenkend
– Magenentzündungen
– Durchfall

Johanniskraut
(auch: Wundskraut, Konradskraut, Johannisblut, Blutkraut)

Johanniskraut ist in den vergangenen Jahren als natürliches Mittel gegen depressive Verstimmungen sehr bekannt geworden. Der damit verbundene Effekt wird vor allem durch die enthaltenen Wirkstoffe Hypercin und Flavonoide hervorgerufen.

Der größte Unterschied zu synthetisch hergestellten Antidepressiva besteht in der ausgezeichneten Verträglichkeit. Allerdings kann Johanniskraut nicht bei schweren Depressionen angewendet werden.

Es lindert vorwiegend die begleitenden Symptome von Depressionen, vor allem Nervosität und Schlafstörungen, und wirkt allgemein stimmungsaufhellend. Die Wirkung tritt erst nach mehreren Wochen Einnahme auf.

Darreichungsformen: Tinkturen (äußerlich oder innerlich), Tee, Öl.

Das Hypercin ist der Hauptwirkstoff der Pflanze. Es lindert Depressionen und entspannt die Nerven. Die Flavonoide besitzen ebenfalls eine ausgleichende Wirkung auf die Psyche und beruhigen gleichzeitig den Magen-Darm-Trakt.

Die ätherischen Öle, äußerlich angewandt, verschaffen Linderung bei Hautverletzungen jeglicher Art sowie bei Hexenschuss und Rheuma.

Innerlich beruhigt Johanniskraut den nervösen Magen. Die Gerbstoffe stärken das Herz und fördern die Durchblutung.

Verwendung: äußerlich als Öl gegen Verletzungen, Verbrennungen 1. Grades, Muskelschmerzen (Myalgien), innerlich bei psychovegetativen Syndromen, Depressionen, Angst, innerer Unruhe.

Traditionell auch bei Leber- und Galleerkrankungen.

Homöopathisch bei Nervenverletzungen und -schmerzen, Wundheilmittel und bei depressiven Zuständen.

Anwendungsgebiete:
– Depressionen

– Schlafstörungen
– Nervosität
– Angstzustände

Unerwünschte Wirkungen: Nicht anwenden bei übermäßiger Lichtempfindlichkeit (Photosensibilität). Keine Anwendung bei Kindern. Wechselwirkungen mit bestimmten Medikamenten beachten, zum Beispiel Ciclosporin, Zytostatika und Antidepressiva.

Kamille
(auch: Arzneikamille, Echte Kamille, Feldkamille, Hermel, Kopfkamille, Kindbettkamille, Kummerblume, Mutterkraut)

Die Blüte der Kamille hat durch die enthaltenen ätherischen Öle und andere Wirkstoffe eine seit Langem bekannte und vielseitige krampflösende, entzündungshemmende und antibakterielle Wirkung.

Anwendungsgebiete:
Äußerlich bei:
– Schleimhautentzündungen (Mund und Rachen, Genitalbereich), Hautentzündungen
Innerlich bei:
– Entzündungen im Magen-Darm-Trakt (Gastritis)
Als Inhalation bei:
– Entzündungen der Atemwege

Homöopathische Anwendung: bei Menstruationsstörungen und Blähungen.

Unerwünschte Wirkungen: nicht im Augenbereich anwenden.

Kapuzinerkresse
(auch: Kapuzinerli, Salatblume, Kapernblume, großindische Kresse)

Kapuzinerkresse enthält als Hauptwirkstoff Senfölglykosid, das antibiotische Eigenschaften hat.

Wirkung: Benzylsenföl wirkt in vitro bakteriostatisch, virusstatisch, antimykotisch und antitumoral, äußerlich hyperämisierend; Senföle werden in der Atemluft und im Harn angereichert und ausgeschieden.

Anwendungsgebiete:
Innerlich bei:
- Infektionen der Harnwege und Entzündungen der Atemwege
Äußerlich bei:
- Muskelschmerzen und Prellungen

Unerwünschte Wirkungen: Haut- und Schleimhautreizungen, Magen-Darm-Beschwerden bei übermäßigem Verzehr, allergische Reaktionen. Manchmal Hautreizungen bei Berühren der Pflanze.

Lavendel
(auch: Narden, Speik, Lavander, Blafendel)

Lavendelblüten und das daraus gewonnene Öl wirken beruhigend und hemmen das Wachstum von bestimmten Bakterien und Pilzen.

Anwendungsgebiete:
- Erkrankungen der Atemwege
- Reizmagen

– Gallenbeschwerden
– Schlaflosigkeit, Nervosität
– Kopfschmerzen
– Erkrankungen des rheumatischen Formenkreises
– Hypotonie (niedriger Blutdruck)
– funktionelle Kreislaufstörungen

Unerwünschte Wirkungen: Lavendelöl kann gelegentlich allergische Hautreaktionen auslösen. Bei Überdosierung können Benommenheit und Schläfrigkeit auftreten.

Malve
(auch: Wilde Malve, Wegmalve, Schwellkraut, Rosspappel, Käspappel, Johannispappel)

Die Blätter und Blüten der Malve enthalten Schleimstoffe, die vor allem bei trockenem Husten und Infektionen der Atemwege wirksam sind.

Im Mittelalter schrieb man der Malve umfassende Heilwirkung und Schutz vor allen Krankheiten zu.

Produkte, die im Handel als »Malventee« verkauft werden, sind meist aus Hibiskus und nicht aus der Wilden Malve (Malva silvestris) hergestellt!

Anwendungsgebiete:
– Erkältungskrankheiten
– Husten
– Entzündungen des Rachenraums
– Ausschläge und Geschwüre
– Magen-Darm-Beschwerden

Melisse
(auch: Zitronenmelisse, Zitronenkraut, Herztrost, Frauenwohl, Gartenmelisse, Herzkraut, Frauenkraut)

Die Melisse ist seit der Antike sowohl als Gewürz als auch als Heilpflanze bekannt. Die populärste Darreichungsform ist heute wahrscheinlich der Melissengeist.

Wirkung: krampflösend, beruhigend, antiviral.

Anwendungsgebiete:
– Schlafstörungen
– Unruhe
– Herpes Simplex (Lippenbläschen)
– nervöse Magen- und Darmstörungen
– unreine Haut

Unerwünschte Wirkungen: Bei hoher Dosierung kann die Fähigkeit zum Autofahren und zum Bedienen von Maschinen eingeschränkt sein. Bei Schilddrüsenerkrankungen nur nach Rücksprache mit dem Arzt anwenden.

Mutterkraut
(auch: Goldkamille, Fever-few, Malherbe, Mandiane)

Die traditionelle Anwendung von Mutterkraut bei Migräne-patienten konnte in neuerer Zeit auch wissenschaftlich belegt werden. Studien haben ergeben, dass das Befinden von Migränepatienten durch die regelmäßige Einnahme von Mutterkraut ähnlich verbessert werden konnte wie durch pharmazeutische Präparate.

Wirkung: entzündungshemmend durch Beeinflussung der Prostaglandinsynthese, zytotoxisch.

Darreichungsformen: Tees, Pulver.

Anwendungsgebiete:
– Migräne, auch vorbeugend
– Muskelkrämpfe
– Menstruationsbeschwerden

Unerwünschte Wirkungen: fallweise allergische Reaktionen, Darmprobleme.

Pfefferminze
(auch: Englische Minze, Gartenminze, Teeminze, Edelminze)

Die Pfefferminze ist eine der bekanntesten Heilpflanzen. Sie kann innerlich und äußerlich angewendet werden, vor allem als Tee und in Form von Pfefferminzöl. Die wirksamen Inhaltsstoffe sind vor allem Alkohole (Menthol), Ketone und Esther.

Wirkung: spasmolytisch, antibakteriell, sekrolytisch, kühlend.

Verwendung: innerlich bei Krämpfen im oberen Magen-Darm-Trakt und in den Gallenwegen, Entzündungen der Mundschleimhaut und der oberen Luftwege (Inhalation, Nasensalbe), äußerlich bei Muskel und Nervenschmerzen, (Sportverletzungen, Kopfschmerz).

Anwendungsgebiete:
– Verdauungsbeschwerden, Durchfall, Blähungen
– Reizdarm

– Gallenbeschwerden
– Kopfschmerzen
– entzündete Mundschleimhäute
– Grippaler Infekt, Schnupfen
– Muskelschmerzen, Sportverletzungen

Unerwünschte Wirkungen: Bei akuten Leber- und Gallen-
erkrankungen nicht anwenden.

Salbei
(auch: Kreuzsalbei, Gartensalbei,
Scharlachkraut, Rauchsalbei)

Der Salbei kommt aus dem Mittelmeerraum und war in der
Antike als Heilmittel gegen fast alle Krankheiten hoch angesehen. Heute wird er nicht nur in der Naturheilkunde eingesetzt, sondern auch industriell als Bestandteil von Zahnpasta
und Mundwasser verwendet.

Die Wirkung ist in der Tat sehr vielseitig: entzündungshemmend, krampflösend, schmerzstillend und aufgrund der enthaltenen Gerbstoffe auch gegen Durchfälle einsetzbar. Die
Schweißsekretion wird durch Salbei herabgesetzt. Durch die
enthaltenen ätherischen Öle und Gerbsäure wirkt sie antibakteriell und adstringierend (zusammenziehend).

Anwendungsgebiete:
– Entzündungen im Hals- und Rachenraum
– Grippale Infekte
– Magen- und Darmstörungen
– Blähungen und Durchfall
– schweißhemmend
– Zahnfleischentzündungen

180

Unerwünschte Wirkungen: Einnahme über längere Zeit nicht ratsam. Nicht in der Schwangerschaft anwenden.

Schafgarbe
(auch: Gänsezungen, Grillenkraut, Judenkraut, Tausendblatt)

Die Schafgarbe ist keine einzelne Pflanzenform, sondern eine Familie von einander sehr ähnlichen Pflanzen. Die Inhaltsstoffe und deren Wirkung entsprechen weitgehend denen der Kamille, die als Heilpflanze aber wesentlich bekannter ist.

Die enthaltenen Bitterstoffe machen die Schafgarbe auch zu einem wirksamen Mittel gegen Gallen- und Magenprobleme.

Anwendungsgebiete:
– Saft gegen Appetitlosigkeit
– Gallen- und Magenbeschwerden
– Dyspspsie
– Menstruationsstörungen
– äußerlich bei Wunden und Verbrennungen

Unerwünschte Wirkungen: Sonnenbestrahlung während der Anwendung vermeiden, fallweise Wechselwirkungen mit Alkohol und Kaffee, fallweise Hautausschläge.

Schlüsselblume
(auch: Frauenschlüssel, Frühlingsprimel, Gelbe Zeitlose, Gichtblume)

Im Mittelalter schrieb man der Schlüsselblume Wirkungen gegen Schlaganfälle und Gicht zu. Ebenso galt sie als Schönheits- und Furchtbarkeitsmittel. Heute wird die Schlüssel-

blume wegen ihrer schleimlösenden Wirkung hauptsächlich
gegen Erkrankungen der Atemwege eingesetzt.

Anwendungsgebiete:
– Chronische Bronchitis
– Husten
– Migräne
– Gicht

Homöopathische Anwendung: bei Hautausschlägen, rheumatischen Erkrankungen und Migräne.

Unerwünschte Wirkungen: Kontaktallergien, Übelkeit, bei
Schwangeren nur in niedriger Dosis anwenden, nicht bei Un-
verträglichkeit gegen Aspirin anwenden.

Sonnenhut
(auch: Echinacea, Kegelblume, Igelkopf)

Echinacea wird vor allem in den USA angebaut und wurde
dort schon von den Indianern als Heilpflanze geschätzt.

Anwendungsgebiete:
– Erkältungen
– Harnwegsinfektionen
– bei Anfälligkeit für chronische Infekte

Unerwünschte Wirkungen: fallweise Überreaktionen wie
Schüttelfrost oder Erbrechen. Nicht anwenden in der Schwangerschaft und bei Patienten mit HIV oder MS. Nicht länger
als drei Wochen einnehmen.

Spitzwegerich
(auch: Ripplichrut, Roßrippe, Spießkraut, Wegetritt)

Der Spitzwegerich gehört zu den häufigsten Heilpflanzen unserer Flora. Er ist vor allem gegen Erkrankungen der Atemwege und Husten sehr wirksam, weil er einerseits schleimlösende und andererseits wissenschaftlich nachgewiesene antibiotische Wirkung entfaltet.

Anwendungsgebiete:
Innerlich bei:
- Husten und Entzündungen der Atemwege
- Bronchitis
- asthmatischen Beschwerden
- Entzündungen der Mund- und Rachenschleimhaut
- der Raucherentwöhnung (wirkt unterstützend)
Äußerlich bei:
- entzündlichen Hauterkrankungen
- Insektenstichen

Wacholder
(auch: Kronawettbaum, Feuerbaum, Wachtelbeerstrauch, Krawittbaum, Kammetsbeerenstrauch)

Schon Hippokrates, einer der Väter der modernen systematischen Medizin, setzte Wacholder als Heilmittel ein. Auch für Hildegard von Bingen war die Pflanze ein wichtiger Teil in ihrem Heilmittelverzeichnis.

Wirkung: Das ätherische Öl wirkt diuretisch aufgrund gesteigerter Filtration und hat eine direkte Wirkung auf die glatte Muskulatur. Äußerlich wirkt es hautreizend und durchblutungsfördernd.

Verwendung: als Stomachikum (appetitanregendes und
verdauungsförderndes Mittel) sowie als Karminativum (gegen Blähungen), bei dyseptischen Beschwerden und in Tee-
mischungen als Aquaretikum (zur Steigerung des Harn-
flusses).

Anwendungsgebiete:
- zur Appetitanregung
- zur Verdauungsförderung
- gegen Blähungen und Sodbrennen
- wassertreibend
- bei Durchfall
- gegen rheumatische Erkrankungen (äußerlich, in Bädern
  angewendet)

Homöopathische Anwendung: bei Ausscheidungsstörungen
der ableitenden Harnwege sowie bei dyseptischen Beschwerden.

Unerwünschte Wirkungen: Nicht in der Schwangerschaft und
beim Vorliegen von Nierenerkrankungen anwenden. Kann
bei Hautkontakt zu Hautreizungen (Rötung, Entzündungen)
führen.

Homöopathie und
Schüßler-Salze

Die in diesem Abschnitt beschriebenen Heilverfahren sind in
der Komplementärmedizin weit verbreitet, jedoch von der
staatlich verwalteten Amtsmedizin nicht anerkannt, teilweise
aber trotzdem deren bürokratischem Regelwerk unterworfen
und eingegliedert.

Homöopathie

Die Homöopathie ist heute wohl die etablierteste Form der Informationsmedizin. Sie beruht auf drei Wirkprinzipien:

- Krankheitssymptome werden durch kleine Dosen von Stoffen geheilt, die ähnliche Krankheitssymptome hervorrufen (das »Simile-Prinzip«).
- Homöopathische Wirkstoffe werden potenziert verabreicht, das bedeutet, dass sie stark verdünnt sind und diese Verdünnung nach bestimmten Formvorschriften durchgeführt wird.
- Für die Auswahl des Wirkstoffs sind nicht allein die Krankheitssymptome des Patienten entscheidend, sondern auch dessen Konstitution, Charakter und Gemütszustand.

Das Simile-Prinzip

Das Simile-Prinzip bezieht seinen Namen aus dem Grundsatz, den der Entdecker der Homöopathie, Samuel Hahnemann, am Ende des 18. Jahrhunderts formulierte: »Similia similibus curentur«, das bedeutet »Ähnliches werde durch Ähnliches geheilt«. »Similis« ist Latein und steht für »ähnlich«. Die Bezeichnung »Allopathie« für nichthomöopathische schulmedizinische Behandlung mit Mitteln, die eine gegensätzliche Wirkung zum Krankheitserreger hervorrufen sollen, ist vom altgriechischen Wort »alloios« abgeleitet, das »anders« bedeutet.

Das Simile-Prinzip ist nicht so abwegig, wie die Vertreter der Amtsmedizin uns glauben machen wollen, und es ist auch viel älter als die Arbeiten von Dr. Hahnemann. Bereits vor fast zweieinhalbtausend Jahren hat Hippokrates, einer der Väter der modernen systematischen Medizin, auf Ähnlichkeiten zwischen Krankheiten und den dazugehörigen Heilmitteln hingewiesen, und auch Paracelsus hat schon im 16. Jahrhundert ähnliche Gedanken formuliert. Dieser Universalgelehrte, der eigentlich Philipp Aureolus von Hohenheim hieß, hat viele Dinge erfunden oder begründet, die heute in der Medizin als Allgemeingut gelten: die pharmazeutische Therapie, die keimfreie Wundbehandlung, Gesundheitsvorsorge durch Nahrungsergänzungen, die Psychosomatik und die ärztliche Standesethik.

Paracelsus formulierte die Idee der Homöopathie mit den Worten: »Ähnliches wird mit Ähnlichem behandelt.« Und auch: »Die Dosis allein macht, ob ein Ding ein Gift ist.«

Vor allem aber ist die moderne Form der Immunisierung durch Schutzimpfungen gegen bestimmte Infektionskrankheiten ein ganz ähnlicher Ansatz wie das Simile-Prinzip. Wenn man lebende oder inaktivierte Erreger oder in moderneren Verfahren »nachgebaute« Teile von Krankheitserregern als Schutzimpfung anwendet, damit das Immunsystem die Krankheit »lernt« und der Organismus dagegen immun wird, dann ist auch das eine Art von »Ähnliches durch Ähnliches heilen«, die wohl von niemandem im herrschenden Medizinbetrieb angezweifelt wird.

Die Potenzierung

Ein wichtiges Element in der Homöopathie ist die sogenannte »Potenzierung« der verwendeten Mittel, bevor sie als Tropfen oder Pillen eingenommen werden können. Die Verdünnung homöopathischer Mittel wird heute meist mit der D-Reihe beschrieben. D1 bedeutet, dass ein Mittel 1:10 verdünnt wurde. D2 bedeutet, dass ein Mittel zweimal 1:10 verdünnt wurde, also insgesamt 1:100, und so weiter. Ab der Verdünnung D23 (das entspricht 1 zu 100 Trilliarden) ist im Endprodukt kein einziges Molekül der Ursprungssubstanz mehr vorhanden; diese Potenzen werden als »Hochpotenzen« bezeichnet. Homöopathen schreiben den hoch verdünnten Potenzen stärkere Wirkung zu als den weniger verdünnten, obwohl in den Letzteren doch noch mehr des ursprünglichen Wirkstoffs, der Ursubstanz, vorhanden ist.

Warum kann ein homöopathisches Mittel in der Verdünnung D23 oder höher, in dem durch die starke Verdünnung rein rechnerisch nichts mehr von der ursprünglich verwendeten Substanz übrig ist, trotzdem wirksam sein? Von Fachleuten wird dieser Umstand damit erklärt, dass durch die Trägersubstanz (Wasser, Alkohol oder Milchzucker) im Prozess der Potenzierung die Information der Ursubstanz aufgenommen und an den Organismus »weitergereicht« wird. In der Musik würde man sagen: Das Orchester ist nicht mehr in der Stadt, aber die Musik klingt in unseren Ohren weiter!

Hahnemann verwendete übrigens ursprünglich eine Herstellungs- und Berechnungsmethode mit Verdünnungen von 1:100, die als C-Potenzen bezeichnet werden. Diese sind inzwischen weniger gebräuchlich als die D-Potenzen.

Ein wichtiges Element in der Herstellung homöopathischer Mittel ist das genaue Vorgehen bei der Verdünnung der Substanzen, die durch Verschüttelung in Wasser oder Alkohol bei flüssigen Stoffen und Verreibung in Milchzucker bei Feststoffen erfolgt. Laut Hahnemann wird durch diese physikalischen Vorgänge die eigentliche Erhöhung der Wirksamkeit erreicht und nicht durch das bloße Verdünnen, weil durch die vorgeschriebenen Prozeduren die Information und die Heilkraft der Ursubstanz auf das Lösungsmittel übergehen.

Die Auswahl des Mittels

Wie in der allopathischen Medizin wählt der Homöopath bei der Behandlung das oder die Mittel aus, die aus seiner Sicht für den Patienten sinnvoll und wirksam sind. Dabei wird das Mittel sowohl der Krankheit als auch dem zu behandelnden Menschen zugeordnet.

Die Zuordnung, welches Mittel bei welcher Krankheit angewendet werden soll, wurde und wird in der Homöopathie durch die homöopathische Arzneimittelprüfung getroffen. Dabei wird das Mittel meist einige Tage oder Wochen ausschließlich von gesunden Testpersonen eingenommen. Während dieser Zeit wird sowohl von den Testpersonen als auch von einem betreuenden Homöopathen protokolliert, welche Veränderungen und/oder Störungen sie erfahren und empfinden. Es wird also gemäß dem Simile-Prinzip die krank machende und nicht die heilende Wirkung der Mittel geprüft.

Die gesammelten Ergebnisse dieser homöopathischen Prüfungen sind in den sogenannten Repertorien gesammelt, das sind die sehr umfangreichen homöopathischen Heilmittelverzeichnisse. Diese sind aber nicht nur nach den Krankheitssymptomen geordnet; sie enthalten für jedes Mittel auch die Beschreibung, für welche Art von Mensch (Hahnemann schrieb »Gemüt und Charakter«) es angewendet werden kann, mit der Beschreibung typischer Verhaltensweisen. Ich habe bei meiner ersten Begegnung mit der Homöopathie vor vielen Jahren in der Praxis einer befreundeten Heilpraktikerin in einem Vorort von München voll Neugier das Repertorium auf ihrem Schreibtisch in die Hand genommen und wahllos mit dem Finger in der Mitte des Buches eine Seite aufgeschlagen. Die Beschreibung, die ich dort fand, beschrieb mich selbst, mit einer Menge zutreffender kleiner Beobachtungen: Schlafen mit unter der Decke vorgestreckten Füßen wegen zu großer Hitze, Abneigung gegen Milchprodukte und vieles mehr. Erika, die Heilpraktikerin, lächelte und meinte, dass dieser zufällig aufgeschlagene Typ auch ihrer Meinung nach mich als »homöopathischen Patienten« gut beschreibe und dass sie sich das gleich gedacht habe. Ich weiß heute leider nicht mehr, welches Mittel ich damals in dem Repertorium gelesen habe, aber es wird wohl Sulfur gewesen sein.

Wenn Sie einmal als interessierter Laie oder als Angehöriger eines Heilberufs in die Systematik der Repertorien hineinschnuppern wollen, können Sie das auf einfache Weise im Internet tun, und zwar auf der Website *www.openhomeo.org*.

Typische homöopathische Mittel

Die verschiedenen homöopathischen Heilmittelverzeichnisse, die nach Bezeichnung (Materia Medica) oder Symptomen (Repertorien) geordnet sind, sind allesamt sehr umfangreich und umfassen teilweise bis zu zehn Bände.

Um Ihnen einen Überblick über die wichtigsten Mittel zu verschaffen, habe ich hier die Inhalte einiger homöopathischer Hausapotheken zusammengefasst; solche Hausapotheken kann man in einschlägigen Apotheken fertig zusammengestellt kaufen, oft in praktischen Etuis für unterwegs. Ich führe hier allerdings nur die wichtigsten Zuordnungen zu Krankheiten an und nicht die Beschreibungen des Patiententypus, wie sie in den Repertorien enthalten sind, weil diese Aufzählung sonst zu umfangreich wäre.

Aconitum (Blauer Eisenhut): bei Schmerzen, Erkältungen, Grippe, Verbrennungen, Panikattacken, Nackenschmerzen, Ohrenschmerzen, Fieber, Bindehautentzündungen, Husten, Halsschmerzen und Masern.

Alliumcepa (Zwiebel): bei Schnupfen, Schmerzen, Heuschnupfen, tränenden Augen, Ohrenschmerzen und Bindehautentzündungen.

Apis (Biene, Bienengift): bei Ödemen, Halsentzündung, Schwellungen und Hautausschlägen.

Arnica: bei akuten Schmerzen, Schnittwunden, Zahnschmerzen und Verstauchungen.

Arsenicum album (Arsen): bei Magenentzündungen, Fieber, Brechdurchfall und Angstzuständen.

Belladonna (Tollkirsche): bei akuten Schmerzen mit hohem Fieber, Kopfschmerzen, Migräne, Halsschmerzen und trockenem Husten.

Bryonia (Zaunrübe): bei Kopfschmerzen, Erkältung und Grippe, Halsschmerzen, trockenem Husten, Verstopfung, Gelenkschmerzen, Gicht, Sehnenentzündungen sowie Arthritis.

Cantharis (Spanische Fliege): bei Verbrennungen, Blasenentzündungen und anderen Blasenbeschwerden.

Carbo vegetabilis (Holzkohle): bei Verdauungsschwäche, Erschöpfung, Venenproblemen, Blähungen und Aufstoßen.

Chamomilla (Kamille): beim Zahnen, bei Zahnschmerzen, Ohrenschmerzen, Koliken, Durchfall und Menstruationsschmerzen.

Colocynthis (Bittergurke): bei Menstruationsbeschwerden, Bauchschmerzen und Ischias.

Cuprum metallicum (Kupfer): bei Krämpfen, Epilepsie, Asthma, Husten, Bauchkrämpfen, Erschöpfung, Schlafmangel und Überanstrengung.

Echinacea (Sonnenhut): bei Abwehrschwäche.

Eupatorium perfotiatum (Wasserdost): bei Grippe und Erkältungen, Knochen- und Rückenschmerzen.

Euphrasia (Augentrost): bei Augenentzündungen und -reizungen sowie Augenbeschwerden durch Heuschnupfen.

Ferrum phosphoricum (Eisenphosphat): bei beginnenden Entzündungen, Ohrentzündungen und nach Operationen zur Blutstillung.

Gelsemium (Gelber Jasmin): bei Angstzuständen, Nervosität, Grippe, Halsschmerzen, Heuschnupfen, Fieber und Kopfschmerzen.

Heparsulfuris (Kalkschwefelleber, Kalziumsulfit): bei Akne, Hautentzündungen, Eiterungen, Geschwüren, Ohrenschmerzen, Halsschmerzen und Abszessen.

Hypericum (Johanniskraut): bei Nervenverletzungen, Stauchungen, Prellungen, Depressionen, Schmerzen und Neuralgien.

Ignatia (St.-Ignaz-Bohne): bei Schlaflosigkeit, Kopfschmerzen und Depressionen.

Ipecacuanha (Brechwurzel): bei Übelkeit, Erbrechen, Blutungen, Husten sowie Darmgrippe und Salmonellenerkrankungen.

Kalium bichromicum (Kaliumdichromat): bei Nasennebenhöhlenentzündungen, Kopfschmerzen, Erkältungen und Mittelohrentzündungen.

Magnesium phosphoricum (Phosphorsalz): bei Bauchkrämpfen, Neuralgien, Menstruationsbeschwerden und Blähungen.

Mercurius solubilis (Quecksilber): bei Zahnschmerzen, entzündetem Zahnfleisch und Halsentzündungen.

Natrium chloratum (früher auch: muriaticum) (Kochsalz): bei Gefühlsschwankungen, Kopfschmerzen und Rückenschmerzen bei zu weicher Unterlage.

Nux Vomica (Brechnuss): bei Beschwerden durch Tabak-, Medikamenten- und Alkoholmissbrauch, Alkoholkater und Erkältung.

Phosphorus (Gelber Phosphor): bei Angstzuständen, Magenbeschwerden, Kehlkopfentzündung, Husten, Heiserkeit, Sodbrennen und Erbrechen.

Pulsatilla (Küchenschelle): bei Erkältungen, Migräne, Menstruationsbeschwerden, Blasenbeschwerden, rheumatischen Beschwerden, Verdauungsstörungen und Wechselbeschwerden.

Rhus toxicodendron (Giftsumach): bei Juckreiz, Verstauchungen, Gelenksentzündungen, Zerrungen, Hexenschuss, Ischias, rheumatischen Gelenksbeschwerden und bei Unruhezuständen.

Ruta (Weinraute): bei Knochenprellungen, Muskel- und Sehnenerkrankungen sowie Überanstrengung der Augen.

<u>Silicea terra</u> (Kieselerde): bei wiederkehrenden Mandel- und Ohrentzündungen, Impfreaktionen, generell chronischen und langwierigen Erkrankungen.

<u>Sulfur</u> (Schwefel): bei Medikamentennebenwirkungen, Hautproblemen, Magen-Darm-Erkrankungen.

<u>Symphytum</u> (Beinwell): bei Sportverletzungen, Knochenbrüchen und Blutergüssen.

<u>Thuja occidentalis</u> (Lebensbaum): bei Infektionskrankheiten, die durch Bakterien verursacht sind und bei Komplikationen durch Impfungen, vor allem bei Kindern.

<u>Veratrum album</u> (Weiße Nieswurz): bei Erschöpfung, Kreislaufschwäche, Kollaps, Erbrechen und Durchfall.

Anerkennung und Integration

Die herrschenden staatlichen und halbstaatlichen Systeme der Gesundheitsversorgung – oder besser der Krankheitsverwaltung – praktizieren eine interessante und geradezu anmutige Einstellung gegenüber der Homöopathie. Einerseits ist die Wirkungsweise homöopathischer Mittel wissenschaftlich nicht anerkannt und durch die meisten wissenschaftlichen Studien nicht nachgewiesen beziehungsweise nicht nachweisbar. Es ist wichtig, sich dabei vor Augen zu führen, dass mit dem Begriff »Wissenschaft« hier nicht eine theoretisch freie, im Dienste der Allgemeinheit forschende Wissenschaft gemeint ist, sondern der real existierende, am Tropf staatlicher Budgets hängende und auf Zuwendungen der internationalen Pharmaindustrie angewiesene Betrieb der Universitäten und anderer Forschungsstätten.

Andererseits gibt es eine Vielzahl von Vorschriften über die Anwendung der Homöopathie. In Deutschland existieren genaue, von den Ärztekammern vorgegebene Vorschriften über die anerkannte Fachausbildung von Ärzten, die die Zusatzbezeichnung »Homöopath« führen wollen. Auch in Österreich gibt es ein Diplom der Österreichischen Ärztekammer für die Fortbildung zum Homöopathen.

Darüber hinaus ist die Erstattung der Kosten durch private und sogar einige gesetzliche Krankenkassen im Rahmen der »Integrierten Versorgung Homöopathie« geregelt; zu Letzteren zählen einige Innungskrankenkassen, Betriebskrankenkassen, landwirtschaftliche Krankenkassen und bundesweit die Techniker-Krankenkasse.

Die Zulassung und Registrierung homöopathischer Arzneimittel ist ähnlich wie die für »echte« Medikamente geregelt, jedoch in einer vereinfachten Form. »Registrierung« ist der einfachere Vorgang und bedeutet, dass kein Nachweis über die Wirksamkeit geführt werden muss, aber auch, zum Beispiel im Beipacktext, keine therapeutische Indikation angegeben werden darf. Der Hersteller darf also nicht behaupten, dass das Mittel gegen irgendeine Krankheit wirksam ist. Die meisten homöopathischen Mittel sind registriert, aber nicht zugelassen.

Wohlgemerkt, alle diese Regelungen, Vorschriften und Gesetzestexte beziehen sich auf Mittel, die offiziell und nach dem derzeitigen Stand der amtlichen Wissenschaft keine Wirkung auf Krankheiten haben!

Schüßler-Salze

Die Therapie mit Schüßler-Salzen ist der Versuch, die sehr komplexe homöopathische Therapie auf eine kleine Zahl von homöopathisch verdünnten Mineralstoffen zu reduzieren. Dieser Ansatz ist in etwa vergleichbar mit der Reduzierung des hoch komplexen Verfahrens der klassischen Akupunktur in der Ohr-Akupunktur nach Nogier oder der Schädelakupunktur nach Yamamoto, für die jeweils nur einige wenige Akupunkturpunkte am Ohr beziehungsweise an Stirn und Schläfen benötigt werden. Die Biochemie nach Schüßler arbeitet mit nur zwölf Mineralstoffen, die alle D6 oder D12 verdünnt sind.

Der Oldenburger Arzt (dessen Ausbildung zum Mediziner aber schon zu Lebzeiten umstritten war) und Homöopath Wilhelm Heinrich Schüßler stellte diese seine Therapieform 1873 als »Biochemische Heilweise« vor und bezeichnete sie als »abgekürzte homöopathische Therapie«. Im Detail erklärte er dann aber, dass die Schüßler-Salze nicht nach dem Simile-Prinzip wirkten, sondern dass seiner Meinung nach fast alle Krankheiten auf Stoffwechselstörungen infolge von Mineralstoffmangel zurückzuführen seien und nur eines kleinen »Anstoßes« in Form homöopathisch verdünnter Mineralien bedürften, um die Selbstheilungskräfte des Körpers zum Tragen kommen zu lassen. Er hatte damit also eine Therapieform geschaffen, die formal und technisch der Homöopathie ähnelt, aber einen völlig anderen grundlegenden Ansatz und eine andere Wirkungsweise hat.

Die zwölf Schüßler-Salze tragen zum einen lateinische Namen, besitzen zum anderen aber auch Nummern, anhand derer sie meist identifiziert werden. Schüßler wählte diese zwölf Mineralien aus, weil sie nach seiner Aussage auch in einem toten und verbrannten Körper noch zu finden seien und daher für ihn sozusagen die »essenziellen« Mineralstoffe des Organismus darstellten.

Später wurden von seinen Schülern und Anhängern noch weitere 15 Mineralien hinzugefügt, die eine Anschlussnummerierung erhielten und als »Ergänzungsmittel« bezeichnet werden. Außerdem gibt es die vom Heilpraktiker Joachim Broy entdeckten sogenannten »Broy-Mittel«, die allerdings offiziell noch nicht zu den Ergänzungsmitteln gezählt werden.

Die zwölf
Funktionsmittel

Nr. 1 Calcium fluoratum D12 (Calciumfluorid): bei Grauem Star, Hämorrhoiden, Karies, Gelenkschmerzen, Hauterkrankungen und Krampfadern.

Nr. 2 Calcium phosphoricum D6 (Calciumphosphat): bei Durchblutungsstörungen, zur Regeneration und bei Rückenschmerzen.

Nr. 3 Ferrum phosphoricum D12 (Eisenphosphat): bei Entzündungen, Erkältungen und Fieber.

Nr. 4 Kalium chloratum D6 (Kaliumchlorid): bei Asthma, Blasenentzündung, Gelenkrheumatismus, Halsentzündung, Schnupfen und Übergewicht.

Nr. 5 Kalium phosphoricum D6 (Kaliumphosphat): bei Antriebsschwäche, Erschöpfung und Schlaflosigkeit.

Nr. 6 Kalium sulfuricum D6 (Kaliumsulfat): bei Asthma, Ekzemen, Nebenhöhlenentzündung.

Nr. 7 Magnesium phosphoricum D6 (Magnesiumphosphat): bei Krämpfen, Migräne und Schmerzen.

Nr. 8 Natrium chloratum D6 (Natriumchlorid = Kochsalz): bei Diabetes, Rheuma und trockener Haut.

Nr. 9 Natrium phosphoricum D6 (Natriumphosphat): bei erhöhten Blutfettwerten, Gicht und Übergewicht.

Nr. 10 Natrium sulfuricum D6 (Natriumsulfat): bei Erkältung, Kopfschmerzen und Verdauungsschwäche.

Nr. 11 Silicea D12 (Kieselsäure): bei Abwehrschwäche, Arteriosklerose und Bindegewebsschwäche.

Nr. 12 Calcium sulfuricum D6 (Calciumsulfat): bei Arthrose, Eiterungen und Rheuma.

Die 15 Ergänzungsmittel

Nr. 13 Kalium arsenicosum D6 (Kaliumarsenit): bei Hauterkrankungen, Menstruationsbeschwerden und Schwächezuständen.

Nr. 14 Kalium bromatum D6 (Kaliumbromid): bei Neuralgien und Schlaflosigkeit.

Nr. 15 Kalium jodatum D6 (Kaliumjodid): bei Bluthochdruck, Stimmungsschwankungen und Schwächezuständen.

Nr. 16 Lithium chloratum D6 (Lithiumchlorid): bei Gicht, Missstimmung und Müdigkeitssyndrom.

Nr. 17 Manganum sulfuricum D6 (Mangansulfat): bei Arthrose, Blutarmut und Osteoporose.

Nr. 18 Calcium sulfuratum D6 (Kalziumsulfid): bei Gewichtsverlust, Amalgamvergiftungen und rheumatischen Beschwerden.

Nr. 19 Cuprum arsenicosum D6 (Kupferarsenit): bei Abwehrschwäche, Asthma und Schwermetallvergiftung.

Nr. 20 Kalium-Aluminium sulfuricum D6 (Alaun): bei Blähungen, Reizhusten und trockenen Schleimhäuten.

Nr. 21 Zincum chloratum D6 (Zinkchlorid): bei Abwehrschwäche, Nervenschwäche und Unfruchtbarkeit.

Nr. 22 Calcium carbonicum D6 (Kalziumkarbonat): bei Alterserscheinungen, Entwicklungsverzögerung und Übergewicht.

Nr. 23 Natrium bicarbonicum D6 (Natriumbikarbonat): bei Sodbrennen, Stoffwechselschwäche und Übersäuerung.

Nr. 24 Arsenum jodatum D6 (Arsentrijodid): bei Akne, Allergien und Heuschnupfen.

Nr. 25 Aurum Chloratum Natronatum D6 (Aurum): bei Herzschwäche, Menstruationsbeschwerden und Schlafstörungen.

Nr. 26 Selenium D6 (Selen): bei Erschöpfung, Leberschwäche und verminderter Leistungsfähigkeit.

Nr. 27 Kalium bichromicum D12 (Kaliumdichromat): bei Arteriosklerose, Diabetes und Übergewicht.

Die Konstitutionstypen

Die Zuordnung der Schüßler-Salze erfolgt ähnlich wie in der Homöopathie nicht nur anhand der Krankheitssymptome, sondern auch jeweils nach den sogenannten »Konstitutionstypen«, die meist durch die Antlitzanalyse bestimmt werden, bei der durch Struktur, Farbe und Faltenbildung im Gesicht des Patienten auf dessen Neigung zu bestimmten Krankheitsbildern geschlossen werden soll.

Es gibt zwölf Konstitutionstypen, analog zu den zwölf Funktionsmitteln:

Haut-Typ Nr. 1 Calcium fluoratum: Hautfalten, Karies, verhornte Haut.

Blässe-Typ Nr. 2 Calcium phosphoricum: blasse Haut, Schwächezustände.

Darmschwäche-Typ Nr. 3 Ferrum phosphoricum: trockenes Haar, Rillen in den Fingernägeln, dunkle Augenringe, häufige Flatulenzen.

Schleimhaut-Typ Nr. 4 Kalium chloratum: Trockene, oft schuppige Haut, schlechter Haarwuchs, weißer Zungenbelag, weiße oder blaue Ringe um die Augen.

Fäulnis-Typ Nr. 5 Kalium phosphoricum: nervenschwach, graues Gesicht, oft Verstopfung, Mundgeruch.

Leberschwäche-Typ Nr. 6 Kalium sulfuricum: oft erkältet, fleckige Haut, gelbliche Augen.

Gesichtsröte-Typ Nr. 7 Magnesium phosphoricum: Gesicht gerötet, verstärkt bei Gemütsbewegungen.

Flüssigkeits-Typ Nr. 8 Natrium chloratum: aufgeschwollen, aufgedunsen, trockene Haut, glänzende Augen, trockene Zunge, dünne Nägel.

Stoffwechsel-Typ Nr. 9 Natrium phosphoricum: Säure-Basen-Verhältnis gestört, blasses Gesicht, fettige Haut und Haare, oft Akne, Verdauungsstörungen.

Verdauungsschwäche-Typ Nr. 10 Natrium sulfuricum: Gesicht rot bis blau, auch die Hände; Blähungen, Verstopfungen, Durchfall.

Gesichtsfalten-Typ Nr. 11 Silicea: faltige, dünne Gesichtshaut, schwaches Bindegewebe.

Nr. 12 Calcium Sulfuricum: fallweise Altersflecke, sonst meist unauffällig.

Die Schüßler-Salze werden meist als Pastillen gelutscht, wobei die Wirkstoffe über die Mundschleimhaut aufgenommen werden. Das Salz Nr. 7 wird manchmal bei akuten Schmerzzuständen in heißes Wasser eingerührt getrunken.

Ähnlich wie homöopathische Mittel werden Schüßler-Salze trotz der fehlenden Nachweise für ihre Wirkung von einigen Krankenkassen erstattet; ähnlich sind auch die Vorschriften für die Registrierung.

Energetische Verfahren

Shiatsu, Reiki, Magnetfeldtherapie, Lichttherapie, Klangtherapie, Akupunktur

Shiatsu

Shiatsu ist eine relativ junge Therapiemethode, die in Japan in der ersten Hälfte des 20. Jahrhunderts entwickelt wurde. Sie basiert auf der traditionellen chinesischen Tuina-Massage, auf der Meridianlehre (die auch eine der Grundlagen der Akupunktur ist), auf der Lehre von der Körperenergie Qi (auch als Ki oder Chi bezeichnet) und auf der Fünf-Elemente-Lehre im taoistischen (nicht im buddhistischen) Sinn.

Der Japaner Tokujiro Namikoshi hat die Technik des Shiatsu, was auf Japanisch »Fingerdruck« bedeutet, in der Zwischenkriegszeit entwickelt. Er behauptete, dass er die Grundlagen des Shiatsu bereits mit sieben Jahren entdeckt habe, um seine Mutter zu therapieren, die an entzündlichem Rheumatismus litt.

Namikoshi eröffnete in den 1920er- bis 1930er-Jahren Shiatsu-Kliniken in Hokkaido und Tokio sowie 1940 eine Akademie für Shiatsu-Ausbildung. Nach einer mehrjährigen Studie mit Hunderten Patienten wurde Shiatsu 1955 vom japanischen Gesundheitsministerium offiziell als medizinische Therapie anerkannt.

Der wichtigste Schüler von Namikoshi war Shizuto Masunaga. Er entwickelte das klassische Shiatsu seines Lehrers weiter, vor allem in Bezug auf das energetische System des Körpers, und nannte seine Variante »Zen-Shiatsu«.

In der westlichen Welt ist heute vor allem diese Variante nach Masunaga weit verbreitet, während in Japan vor allem das ursprüngliche Namikoshi-Shiatsu praktiziert wird. Die Unterschiede liegen darin, dass Shiatsu nach Namikoshi eher physikalisch aufgebaut ist und beim Masunaga-Shiatsu mehr der energetische Aspekt im Vordergrund steht. Übrigens ist der Klient beim Namikoshi-Shiatsu unbekleidet, beim (westlichen) Masunaga-Shiatso oder Zen-Shiatsu bekleidet – meist mit lockerer Baumwollkleidung, etwa einem Jogginganzug.

Alle wichtigen Vertreter und Weiterentwickler des Shiatsu leben heute außerhalb Asiens, sodass Shiatsu in der westlichen Welt bekannter, beliebter und dynamischer entwickelt ist als in den Ländern, in denen es seinen Ursprung hat.

Wie es angewendet wird

Während einer Shiatsu-Sitzung liegt der Klient am Boden auf einer Matte oder einem Futon (einer dünnen japanischen Matratze). Der Therapeut arbeitet mit den Fingern (vor allem mit den Daumen) und den Handballen, aber auch mit den Ellbogen oder den Knien entlang der Meridiane, also der Energieleitbahnen des Körpers, die beim Masunaga-Shiatsu wichtiger sind als die einzelnen Punkte (Tsubos). Shiatsu beinhaltet auch eine Vielzahl an Rotations- und Dehnungsübungen zur Mobilisierung des Körpers.

Wie es wirkt

Die Wirkung von Shiatsu im menschlichen Organismus, wenn man sie mit den Mitteln der modernen westlichen Medizin beschreiben will, beruht auf mehreren Komponenten: Was der asiatische Therapeut als »Harmonisierung der Energieleitbahnen« beschreibt, würde ein westlicher Mediziner am ehesten als Stabilisierung des vegetativen Nervensystems bezeichnen. Dies kann eine ausgleichende Wirkung auf Funktionen wie den Kreislauf, den Schlaf-Wach-Rhythmus und den Muskeltonus haben. Darüber hinaus unterstützt eine solche Stabilisierung den Heilungsprozess bei einer Vielzahl von Krankheiten.

Wofür es wirkt

Shiatsu ist eine äußerst vielseitige Therapieart, da es primär auf die energetischen Regelkreisläufe des Organismus einwirkt. Schwerpunkte in seinem Einsatz ergeben sich meiner Meinung nach vor allem durch die Bedürfnisse der Patienten und Klienten, die von Shiatsu-Praktikern betreut werden. Diese sind, nach den Berichten vieler Shiatsu-Anwender, Menschen jeden Alters, im Allgemeinen mehr Frauen als Männer.

Anerkannte hauptsächliche Anwendungsgebiete sind Beschwerden des Bewegungsapparats, zum Beispiel Knie-, Schulter- oder Hüftgelenke. Shiatsu beinhaltet neben den energetischen Elementen ja auch Techniken, die die Mobilisierung verschiedener Teile des Körpers fördern und bei denen der Klient sozusagen »geturnt wird«.

Eines der interessantesten Anwendungsgebiete für Shiatsu liegt in der Behandlung von Sportlern. Interessant ist es nicht nur deswegen, weil es Belastungen der Gelenke und dadurch verursachte energetische Dysbalancen ausgleichen kann, sondern vor allem deshalb, weil es bisher kaum Sportler gibt, die davon wissen und es für sich nutzen.

Auch im gynäkologischen Bereich hat sich Shiatsu sehr gut bewährt: Regelbeschwerden und Probleme in der Menopause, also den Wechseljahren, sind Anwendungsgebiete, in denen Shiatsu sehr erfolgreich eingesetzt werden kann. Auch ist es eine hervorragende Begleitung während der Schwangerschaft.

Alle Arten von Problemen, die ursächlich durch das vegetative Nervensystem verursacht oder beeinflusst werden, sprechen gut auf Shiatsu an: Schlafprobleme, die Verdauung, Migräne, allgemeine Verspannungssymptome und auch das Burn-out-Syndrom. Wenn man Shiatsu rein statistisch betrachten würde, wofür es aufgrund seiner Natur nicht wirklich geeignet ist, könnte man sicher beobachten, dass die Mehrzahl der Klienten es in Anspruch nimmt, um Abgeschlagenheit und Verspannungen zu lindern oder um einfach eine Stunde lang völlig entspannen und loslassen zu können, wozu viele Menschen ohne zusätzliche Hilfe heute gar nicht mehr in der Lage sind.

Was ich über Shiatsu eigentlich nicht schreiben wollte

Dieses Buch soll anerkannte oder zumindest ernsthaft diskutierte Fakten aus verschiedenen Fach- und Wissensgebieten verknüpfen und dem Leser in einer gut verständlichen und nützlichen Form anbieten. Meine persönlichen Anschauungen und Erfahrungen haben darin eigentlich nichts zu suchen.

Trotzdem möchte ich, nach längerem Überlegen, zum Thema Shiatsu hier ein paar Sätze aus meinem eigenen Leben und meiner eigenen Erfahrung schreiben; letzten Endes geht es beim Thema der gesunden Lebensführung ja vor allem um den Menschen und nicht um wissenschaftliche Studien und Tabellen.

Ich habe mit beinahe allen komplementären Therapieformen, die in diesem Buch beschrieben sind, im Laufe meines Lebens persönliche Erfahrungen gesammelt. Zum Teil aus beruflicher

Neugier, zum Teil, weil ich für meine eigene Gesundheit Hoffnung in sie gesetzt hatte, und zum Teil, weil sie mir auf den ersten Blick als widersinnig erschienen und ich diesen Eindruck durch persönliches Ausprobieren überprüfen wollte.

Von all diesen Therapien ist nur Shiatsu über die Jahre hinweg ein fester Bestandteil meines Lebens geworden und hat es in mehreren Bereichen nachweislich und nachhaltig verbessert. Ich habe vor ein paar Jahren zu Shiatsu gefunden, zu einer Zeit, als ich körperlich in einem sehr schlechten Zustand war, dauernd anfällig für Infektionskrankheiten, stets erschöpft, unmotiviert und ohne klare Richtung. Ich habe damals, nach Absprache mit Ärzten, mit denen ich beruflich zu tun hatte, umfassende Labortests und energetische Messverfahren in Anspruch genommen und dann auf Basis ärztlichen Rats, der Ergebnisse der Labortests und eigener Erfahrung ein Programm aus Nahrungsergänzungsmitteln und Spurenelementen, Ernährungsumstellung und Shiatsu für mich zusammengestellt.

Heute bin ich, gemessen an meinem Lebensstil, meinem Alter und meinem Arbeits- und Reisepensum, in einem körperlich und mental ziemlich guten und stabilen Zustand. Regelmäßige Shiatsu-Sitzungen sind ein unverzichtbarer Teil meines Lebens geworden, und ich bin fest davon überzeugt, dass diese Technik einen großen Teil dazu beigetragen hat, meine Gesundheit und mein Leben zu stabilisieren. Ich bin Sabine, meiner Shiatsu-Therapeutin, zu großem Dank verpflichtet, weil sie mir geholfen hat, meine Gesundheit zu stabilisieren, und weil sie mich in die Lage versetzt hat, weiterhin nützliche Dinge für die Menschen zu vollbringen – ich hoffe, dass das Buch, das Sie gerade lesen, dazugehört!

Reiki

Wie Shiatsu ist auch Reiki eine relativ moderne Therapie-methode aus Japan, die auf sehr alten Traditionen beruht. Grundsätzlich ist es eine systematisierte Form der Energie-übertragung durch Handauflegen; das Handauflegen ist in vielen Religionen und spirituellen Praktiken seit Jahrtausen-den weit verbreitet.

Die Geschichte der Entstehung des Reiki liegt etwas mehr im Dunklen als die Geschichte des Shiatsu. Dafür gibt es zwei Gründe: Zum einen fällt die Zeit der weiteren Verbreitung von Reiki in Japan in die Phase der Wirren des Zweiten Weltkrieges, zum anderen basieren die meisten Beschreibun-gen darüber auf den Berichten von Hawayo Takata, einer recht umtriebigen Hawaiianerin, die Reiki in die USA ge-bracht und dort erfolgreich populär gemacht hat. Sie hat wahr-scheinlich die Geschichte des Reiki-Erfinders Mikao Usui etwas verändert und für westliche Menschen besser verständ-lich und interessanter gestaltet: Sie berichtet, dass Mikao Usui 21 Tage auf dem Gipfel des Kurama-Berges verbracht habe, um durch Fasten und Meditation endlich den Durchbruch bei seiner Suche nach einer idealen Heilungsmethode zu erzielen. Am letzten Tage hatte er durch ein gleißend helles Licht eine Art Erweckungserlebnis. Auf dem Rückweg von seinem Meditationsort vollbrachte er die ersten Heilungen durch Handauflegen, unter anderem an seinem eigenen Fuß, den er sich an einem spitzen Stein verletzt hatte.

In den folgenden Jahren profilierte sich Dr. Chujiro Hayashi, ein ehemaliger Marineoffizier, als führender Schüler von Usui und erweiterte mit dessen Zustimmung das System des Reiki. Die eben erwähnte Hawayo Takata, die Patientin von Hyaashi gewesen war, erlangte durch ihn den Reiki-Meistergrad und begann daraufhin, wie ich bereits schrieb, in der westlichen

206

Welt Reiki weiter zu verbreiten und populär zu machen; dabei passte sie das Verfahren so an, dass es für die Menschen des Westens verständlicher und wirksamer wurde.

Reiki ist im Prinzip ein ganzheitliches energetisches Heilverfahren, dessen wichtigstes Instrument die Hände des Therapeuten sind. Mit verschiedenen Handpositionen überträgt der Therapeut Energie in den Körper des Patienten. Das Besondere an Reiki im Vergleich zu anderen, zum Teil weit älteren Verfahren, die mit Energieübertragung funktionieren, ist, dass durch Reiki nicht die eigene Lebensenergie des Therapeuten verbraucht und vermindert wird.

Von den Patienten wird Reiki fast immer als sehr angenehmes und entspannendes Erlebnis beschrieben, sehr oft hört man von einem Gefühl der Wärme, die den Körper durchströmt.

Die wichtigsten Anwendungsgebiete von Reiki sind Krankheiten und Zustände, die ihren Ursprung im vegetativen Nervensystem haben. Die besten Erfolge wurden bisher im Bereich der Behandlung von Angst, Stress und Blutdruckregulierung beschrieben.

Die wissenschaftlichen Grundlagen und die Reproduzierbarkeit der Effekte von Reiki werden, wie bei fast allen energetischen Heilverfahren, von den Vertretern der herkömmlichen Medizin, der Gesundheitspolitik und vom wissenschaftlichen Establishment grundsätzlich bestritten. Es gibt jedoch eine Reihe vielversprechender und durchaus seriöser Untersuchungen dazu. Die wohl interessanteste Studie wurde vor einigen Jahren an der Universität von Arizona im Tierversuch an Ratten durchgeführt, mit einem Studiendesign mit mehreren Kontrollgruppen. Bekanntlich wird Tierversuchen meist besondere Beweiskraft zugesprochen, da Tiere mangels Verständnis für und Glauben an die Therapiemethode keinen

Placeboeffekt entwickeln können. Dieses Argument wird insbesondere von den Vertretern der Magnetfeldtherapie gern ins Treffen geführt, die in der Veterinärmedizin vor allem bei Pferden in den vergangenen Jahren weit verbreitet ist.

Magnetfeldtherapie

Die Magnetfeldtherapie nimmt aus verschiedenen Gründen innerhalb der energetischen Therapiemethoden eine Sonderstellung ein:

Erstens ist sie für ein energetisches Verfahren sehr »technisch«: Die Geräte, die zur Magnetfeldtherapie verwendet werden, haben moderne Mikroprozessoren eingebaut, werden oft über kleine Bildschirme bedient und verwenden teilweise zur Biofeedback-Steuerung Bauteile aus der Notfallmedizin. (Die meisten gebräuchlichen energetischen Heilverfahren werden mit viel traditionelleren Mitteln praktiziert: mit den Händen und dem Körper, manche auch mit Nadeln, Klangschalen oder farbigen Lampen.)

Zweitens ist die Magnetfeldtherapie im Laufe der Jahre von den physikalischen zu den energetischen Therapiemethoden »übergelaufen«. Ursprünglich war sie ein wenig verbreitetes Verfahren zur Behandlung schlecht heilender Knochenbrüche, später wurde die Anwendung auf Muskeln und Gelenke ausgedehnt. Damit war sie also eine ganz normale Disziplin innerhalb der physikalischen Elektrotherapie, im Wettbewerb mit TENS, Ultraschalltherapie und ähnlichen Geräten.

Ab Anfang der 90er-Jahre des vergangenen Jahrhunderts ging dann alles sehr schnell: Der Zoologe Dr. Ulrich Warnke von der Universität Saarbrücken hatte ein Konzept für ein einfach zu bedienendes Magnetfeldtherapie-Gerät entworfen, das in privaten Haushalten die Gesundheitsvorsorge des gesamten Organismus für die ganze Familie besorgen sollte, ähnlich wie die elektrische Zahnbürste für Mund und Zähne.

Innerhalb kurzer Zeit brachten mehrere Firmen solche Geräte auf den Markt und bekämpften einander im Wettbewerb sehr intensiv. Die meisten dieser Unternehmen waren als sogenannte »Strukturvertriebe« organisiert, deren Mitglieder nicht nur Geräte an Kunden verkaufen, sondern auch neue Vertriebsmitarbeiter rekrutieren müssen. Die Mehrzahl der Menschen, die Magnetfeldgeräte verkauften, waren branchenfremd und durch die Aussicht auf ein hohes Einkommen motiviert. Es gab aber auch Biologen, Heilpraktiker und durchaus auch eine Menge Ärzte, die in diesem Geschäft mitmischten.

Binnen weniger Jahre wurden so in den deutschsprachigen Ländern mehrere hunderttausend Magnetfeldtherapie-Geräte verkauft, zum Großteil an private Anwender, aber auch an Arztpraxen, Kliniken, Olympiazentren und Bundesliga-Fußballklubs.

In den vergangenen Jahren hat dieser »Boom« in Bezug auf die Magnetfeldtherapie sehr nachgelassen. Der Grund dafür liegt hauptsächlich in internen Streitigkeiten der Unternehmen und im Motivationsverlust des Vertriebspersonals. Die Therapie als solche funktioniert immer noch genauso wie vor ein paar Jahren.

Wie sie wirkt

So richtig weiß keiner, wie Magnetfeldtherapie wirkt, weder die Menschen, die mit deren Verkauf voll Begeisterung ihren Lebensunterhalt verdienen, noch die Anwender, denen sie oft zu einem besseren Leben ohne Beschwerden verhilft, noch die Gesundheitsministerien und -ämter, Ärztekammern und Krankenkassen, die sie zum Teil am liebsten verbieten, regulieren oder einschränken möchten.

Es ist bei dieser Therapieform besonders schwer, einen oder mehrere Wirkmechanismen zu beschreiben, weil die Anwendungsgebiete so breit gestreut sind. Es ist ja wirklich höchst ungewöhnlich, dass eine einzige Therapie, ein einziges Gerät, sowohl Knochenbrüche als auch Schlafstörungen, Regelbeschwerden und Neurodermitis, Blutergüsse und Ohrensausen heilen soll. Normalerweise gibt es das nur bei Heilmethoden, für deren Funktionieren ein unerschütterlicher fester Glaube vonseiten des Patienten zwingend erforderlich ist, aber nicht bei modernen High-Tech-Geräten.

Die gängigen wissenschaftlichen Erklärungsversuche für das Funktionieren der Magnetfeldtherapie basieren auf zwei verschiedenen Ansätzen, die beide im Bereich der Zellbiologie angesiedelt sind: Der erste (und bekanntere) ist der Einfluss von Magnetfeldern auf den Zellstoffwechsel. Krankheit von Organen oder Organsystemen lässt sich fast immer bis auf die kleinsten Bausteine des betreffenden Organs herunter beschreiben, auf die einzelne Zelle. Die etwa 70 Billionen Zellen unseres Körpers haben ganz verschiedene Funktionen, je nachdem, an welcher Stelle sie sitzen und zu welchem Organ sie gehören. Ihr Aufbau und ihre Funktionsweise sind aber weitgehend gleich. Jede Zelle hat, ganz ähnlich wie der Mensch in seiner Gesamtheit, einen Stoffwechsel: Wasser, Nährstoffe und Sauerstoff müssen hinein, Abfall- und Schlackenstoffe müssen hinaus. Während der Organismus als Ganzes für diese Stoffwechselfunktionen über diverse, gut dokumentierte Körperöffnungen verfügt, passiert dieser Transport in der Zelle über Öffnungen in deren Oberfläche, der Zellmembran. Diese werden bei Bedarf geöffnet und geschlossen; das funktioniert auf Basis von Spannungsunterschieden im Zellinneren und im Zellzwischenraum. Technisch formuliert könnte man sagen, dass der Stofftransport in und aus der Zelle mittels magnetisch gesteuerter Ventile geschieht.

Extern zugeführte elektromagnetische Felder scheinen diesen von der Natur vorgegebenen Mechanismus des Zellstoffwechsels zu unterstützen, sodass jede einzelne Zelle und damit jedes Organ physiologisch, das heißt bestimmungsgemäß, arbeiten kann.

Ein zweiter Erklärungsansatz besteht darin, dass die Kommunikation der Zellen untereinander im Körper mittels sehr schwacher elektromagnetischer Signale erfolgt; dies würde bedeuten, dass dem »Nachrichtensystem« des Körpers durch die Benutzung von Magnetfeldtherapie-Systemen zusätzliche Energie zugeführt wird. Ähnliches hat Professor Fritz Popp in den vergangenen 30 Jahren als Funktionsweise der Biophotonen beschrieben – darüber können Sie in diesem Kapitel im Abschnitt über Lichttherapie noch etwas mehr lesen.

Wofür sie wirkt

Es ist einfacher und schneller, aufzuzählen, wofür Magnetfeldtherapie *nicht* wirkt. Das ist keine zynische Behauptung, sondern eine nackte Tatsache. Wegen des grundsätzlich regulativen Charakters dieser Therapieform ist sie sehr vielfältig einsetzbar.

Nachgewiesene Indikationen, bei denen Magnetfelder nichts bewirken können, sind:
– genetisch bedingte Erbkrankheiten
– Autoimmunerkrankungen. Es gibt allerdings einige Auto-

immunerkrankungen, bei denen die Magnetfeldtherapie
nicht die Grunderkrankung heilt oder bessert, aber die
Begleitsymptome, die vom Patienten oft genauso unangenehm empfunden werden, erfolgreich lindern kann. Ein
Beispiel dafür ist die teilweise Linderung von Symptomen
wie spastische Erhöhung des Muskeltonus oder dauernde
Müdigkeit (Fatigue) bei Patienten, die an Multipler Sklerose oder MS leiden.
– Abnutzungserscheinungen, bei denen das gesamte Material
verbraucht ist, beispielsweise Knorpeldegeneration im End-
stadium. Auch hier muss man eine Einschränkung anführen: Bei der Therapie von Gelenksdegeneration (Arthrose),
einer klassischen Anwendung für Magnetfelder, war man
viele Jahre der Meinung, dass man die Schmerzen und die
Bewegungseinschränkung gut behandeln, aber natürlich die
verlorene Knorpelmasse nicht wieder aufbauen könne. In
den vergangenen Jahren gibt es allerdings experimentelle
Ansätze zum Nachweis eines erneuten Knorpelaufbaus
durch die Magnetfeldtherapie. In der Praxis gelungen ist das
allerdings noch niemandem, soweit mir bekannt ist.

In der Praxis wird Magnetfeldtherapie allerdings doch schwer-
punktmäßig für bestimmte Krankheiten und Beschwerden
eingesetzt, die entweder besonders verbreitet sind oder deren
Patienten anscheinend einem besonders großen Leidensdruck
ausgesetzt sind. Es sind dies vor allem Erkrankungen des
Bewegungsapparats, vorwiegend Arthrose, also degenerative
Gelenksabnutzung. Der zweite Schwerpunkt ist etwas, was
ich verallgemeinernd und unwissenschaftlich, aber treffend,
mit dem Begriff »vegetativer Ausgleich« beschreiben würde,
also besserer Schlaf und aktiverer Wachzustand. Erfahrungsgemäß leitet sich die zweite Anwendung sehr oft von der
ersten ab: Menschen, die ihre schmerzenden Gelenke behandeln, stellen fest, dass sie plötzlich viel besser schlafen als
vorher.

Wie sie angewendet wird

Moderne Systeme für die Magnetfeldtherapie bestehen im Allgemeinen aus einem Steuergerät, das anhand vordefinierter Programme elektrische Impulse generiert. Diese Impulse werden über ein Kabel an einen sogenannten »Applikator« übertragen und in diesem, meist durch Kupferspulen, in elektromagnetische Impulse umgewandelt.

Die Applikatoren, die zu einem handelsüblichen Magnetfeldsystem gehören, folgen einem grundlegenden Repertoire: Kernstück ist ein Matten- oder Ganzkörperapplikator, auf den man sich legt wie auf eine Matratze oder einen Futon. Dieser Applikator dient zur Behandlung (oder Vorbeugung) des gesamten Körpers oder von Krankheiten, die man nicht an einer bestimmten Stelle lokalisieren kann. Beispiele hierfür sind etwa eine Regulation des Blutdrucks, Schlafstörungen, Stoffwechselerkrankungen oder ähnliche gesundheitliche Probleme.

Meist enthalten die Systeme ebenfalls einen Kissenapplikator. Dieser ist flach und etwa so groß wie ein Kopfkissen oder etwas kleiner. Mit ihm behandelt man Krankheiten und Störungen, die an einer bestimmten Stelle lokalisiert sind. Das sind in den meisten Fällen Probleme des Bewegungsapparates wie Muskelzerrungen, Gelenkserkrankungen oder Knochenbrüche, aber auch Hautprobleme, Regelbeschwerden und dergleichen mehr.

Für spezielle Anwendungen gibt es als Zubehör meist noch Stabapplikatoren, mit denen man kleine Gelenke oder auch einzelne Zähne behandeln kann.

Eine typische Anwendung dauert acht bis 30 Minuten; die modernen Geräte sind so gebaut, dass sie auch ein Laie daheim leicht anwenden kann. Einige Geräte messen während der Anwendung die Reaktion des Körpers über Finger- oder Ohrsensoren und passen aufgrund dieser Reaktionen die Einstellungen an.

Lichttherapie und Farbtherapie

Krankheiten durch Licht und Farben zu heilen mag vielen Menschen auf den ersten Blick als Scharlatanerie, Esoterik und Hokuspokus erscheinen. Wie sollen mit einer bunten Lampe Krankheiten kuriert werden, so fragen sie sich, wo es doch heute gute, kräftige Antibiotika und tüchtige Chirurgen gibt?

Gegen diese Ansicht sprechen zwei Tatsachen: Einerseits ist Licht nur eine weitere Erscheinungsform von Energie und Schwingung, so wie es Ultraschall, Strom oder Magnetfelder sind. Mit allen diesen Dingen werden heute Krankheiten erfolgreich therapiert, einiges davon hat auch den sozusagen amtlichen Segen der Krankenkassen erhalten.

Andererseits: Es funktioniert! Ganz besonders skeptische Skeptiker wollen wir hiermit einmal darauf hinweisen, dass zum Beispiel die Lasertherapie innerhalb der Medizin heutzutage eine Routineanwendung darstellt, wobei zu bemerken ist, dass Laserstrahlen nichts anderes als stark gebündeltes Licht sind.

Und Farbtherapie? Farben sind nichts anderes als die Beschreibung und Erscheinungsform der jeweiligen Wellenlänge des Lichts. Statt »blau« können wir auch »450 Nanometer« sagen und dadurch unsere Aussagen über die Anwendung von Farblichtherapie wesentlich »technischer« und »wissenschaftlicher« erscheinen lassen.

Licht ist aber nicht nur irgendeine exotische Randerscheinung in der Therapie, Licht ist eines der grundlegenden Elemente im Funktionieren eines lebenden Organismus. Der Einfluss von Licht auf den menschlichen Körper wurde zuerst vor dem Zweiten Weltkrieg durch einen sowjetischen Forscher namens Gurvich erforscht; in den vergangenen Jahrzehnten waren es vor allem die Erkenntnisse des Deutschen Fritz Popp, der die Natur und Wirkungsweise der von ihm so benannten »Biophotonen« seit Mitte der 1970er-Jahre erforscht und beschrieben hat. Professor Gurvich hatte diese Lichtteilchen ursprünglich als »mitogenetische Strahlung« bezeichnet.

Biophotonen sind extrem schwache elektromagnetische Wellen im sichtbaren Bereich (auf Deutsch: Licht), die von allen lebenden Organismen, seien es Menschen, Tiere oder Pflanzen, ausgesendet werden. Aufgrund dieser »Schwäche« kann man sie nicht sehen, aber mit speziellen Messgeräten sehr wohl messen.

Biophotonen scheinen in der DNA (dem riesig großen Datenspeicher, der sich in jeder Zelle unseres Körpers befindet) im Zellkern gespeichert zu sein und alle Teile des Körpers durch ein Netzwerk aus Licht zu verbinden. Dieses Netzwerk ist für die Kommunikation der einzelnen Funktionsgruppen untereinander und für die Regulation der Vitalfunktionen zuständig.

Sofern die Theorie der Biophotonen richtig ist, gibt es plötzlich einen gemeinsamen Nenner für verschiedenste komplementäre Heilverfahren, die eigentlich nichts miteinander zu tun haben, zu ganz verschiedenen Zeiten unabhängig voneinander entstanden sind und doch in der Praxis oft erstaunliche Parallelen aufweisen. Einige davon sind:
– Die Akupunktur, die an Punkten der Meridianbahnen einwirkt, entlang derer die Qi- oder Chi-Energie fließt.

– Die Homöopathie: das Simile-Prinzip (Ähnliches wird durch Ähnliches geheilt) und die Informationsübertragung der Heilmittel.
– Die Prana-Energie des Yoga.
– Die Regulation des Organismus durch schwache elektromagnetische Felder mittels Magnetfeldtherapie.
– Die Colorpunktur oder Farbakupunktur nach Mandel.
– Die (Farb-)Lichttherapie.

Die Gemeinsamkeit zwischen allen diesen Behandlungsformen ist die Übertragung von Informationen durch Licht auf der Ebene der Zellbiologie.

Eine lange Geschichte

Licht wird schon seit sehr langer Zeit als Heilmittel verwendet. Im sechsten Jahrhundert v. Chr. behandelte ein indischer Arzt namens Charaka Krankheiten mit Sonnenlicht. Hippokrates, der Urvater der systematischen wissenschaftlichen Medizin, ließ manche seiner Patienten in Häusern ohne Dach leben, damit diese die Kraft der Sonne in sich aufnehmen konnten.

Ende des 19. Jahrhunderts wurden im Zuge der industriellen Revolution die Technik und die Elektrizität auch in der Medizin immer häufiger eingesetzt. Sie führten hier zu einer ersten Hochphase physikalischer Elektrotherapien. Dies galt auch für die Lichttherapie: Sanatorien boten »Lichtbäder« mittels Glühlampen gegen eine Vielzahl von Krankheiten an, und der dänische Arzt Niels Finsen benutzte Infrarotlampen zur Behandlung von durch Pocken und Masern entstandene Hautschäden.

Die bestimmenden »Meilensteine« in der Geschichte der Farblichttherapie sind – natürlich subjektiv dargestellt – die Folgenden:

- Die »Farbenlehre« von Johann Wolfgang von Goethe, ein Versuch, nicht nur das technische Wesen der Farbspektren zu beschreiben, sondern auch ihre Verbindung zu den Eigenschaften alles Lebenden. Goethe sah sich selbst bekanntlich nicht primär als Dichter, Lebemann und Politiker, sondern als Naturwissenschaftler. Wie wir heute wissen, sind die grundlegenden Thesen seiner Farbenlehre allerdings leider falsch.
- Die Systematisierung der Farbspektren in der Therapie verdanken wir dem in Indien geborenen Amerikaner Dinshah Ghadiali.
- Der letzte Schritt zur modernen Farblichttherapie war die Erkenntnis, dass man viele Funktions- und Organgruppen im Körper sehr wirkungsvoll und konzentriert über die Bestrahlung der Augen mit Farblicht erreichen kann. Bis dahin wurde nach der Lehre von Dinshah die Haut mittels Farblicht bestrahlt.

Der wichtigste Pionier der Farblichttherapie war der bereits erwähnte Dinshah Ghadiali (1873–1966). Dinshah kam mit 38 Jahren in die USA. Er legte nach einigen Jahren seinen indischen Nachnamen ab, da dieser für die Amerikaner schwer auszusprechen war, und nannte sich fortan nurmehr Dinshah.

Dinshah war wohl eine schillernde Persönlichkeit und ein exzentrischer Mensch. Als »Wunderkind« beendete er im Alter von 13 Jahren ein technisches Universitätsstudium; zu dieser Zeit beherrschte er bereits 16 Sprachen.

1897 stieß Dinshah mehr oder weniger zufällig auf die Farbtherapie: Die Nichte eines Freundes lag im Sterben, und kein Medikament konnte ihr helfen. Dinshah erinnerte sich an zwei Bücher, die er über Heilung mit Licht gelesen hatte, und wandte die darin enthaltenen Erkenntnisse erfolgreich auf das kranke Mädchen an, das seine schwere Erkrankung (Colitis mucosa) daraufhin überlebte. Die Bücher, aus denen Dinshah sein Grundlagenwissen bezog, waren *The Principles of Light and Color* (zu Deutsch: *Die Prinzipien von Licht und Farbe*) von Dr. Edwin Babbitt (1876) und *Light and its Rays as Medicine* (*Licht und dessen Strahlen als Therapie*) von Dr. Seth Pancoast (1877).

Durch dieses Schlüsselerlebnis angeregt, begann Dinshah ein umfassendes System der Heilbehandlung mit Farblicht zu entwickeln, das erst nach 23 Jahren vollständig definiert war. Dieses sogenannte »Spectro-Chrome«-System ist bis heute die wahrscheinlich kompletteste Katalogisierung der Farbtherapie.

In den Jahren 1920 bis 1947 reiste Dinshah in den USA umher und hielt vor großem Publikum Vorträge über das Spectro-Chrome-System. Er veranstaltete Schulungsseminare und erbaute in New Jersey das Hauptquartier des Spectro-Chrome-Institutes. Er bewarb sich 1937 sogar für das Amt des Gouverneurs von New Jersey, fiel aber bei der Wahl durch.

Wie so viele Pioniere neuartiger Heilmethoden war auch Dinshah den staatlichen Gesundheitsbehörden ein Dorn im Auge. Er musste sich wiederholt vor Gericht wegen verschiedener Verstöße gegen einschlägige Vorschriften verantworten, wurde aber meist freigesprochen oder kam mit einem blauen Auge davon.

Ab 1947 aber bereiteten die Behörden, allen voran die bekannt unflexible zentrale Gesundheitsbehörde FDA (*Food and Drug Administration*), seiner Arbeit endgültig ein Ende. Ein Versuch, sein Institut in den 1950er-Jahren unter anderem

Namen wiederzubeleben, scheiterte, und Dinshah verbrachte die Zeit bis zu seinem Tod 1966 im erzwungenen Ruhestand. Seither führen drei seiner Söhne die Arbeit im Sinne ihres Vaters im kleinen Rahmen, beinahe unter Ausschluss der Öffentlichkeit, fort. Ich hatte größte Mühe, ein Exemplar von Dinshahs wichtigstem Buch aus den USA zu beschaffen.

Die Gundlagen von Dinshahs Behandlungssystem, das er in diesem Buch beschreibt, sind einfach zu begreifen: Der Körper oder einzelne Körperteile (eingeteilt in bestimmte Zonen) werden mit einer oder mehreren Farben direkt auf die Haut bestrahlt. Das dafür verwendete Gerät nennt man einen Projektor. In diesen Projektor werden eine oder mehrere Farbscheiben eingesetzt, diese gibt es in den Farben Rot, Gelb, Grün, Blau und Violett.

Die zwölf Farben im Spectro-Chrome-System haben laut Dinshah folgende Eigenschaften und Wirkungen:

Rot: Regt das sensorische Nervensystem und die fünf Sinnesorgane an, stärkt die Leber, bildet Blutplättchen und Blutfarbstoff (Hämoglobin), reinigt die Haut.
Elemente: Wasserstoff, Kadmium, Krypton, Neon.

Orange: Stärkt Lunge und Atmung, regt den Magen und die Schilddrüse an, wirkt krampflösend, fördert die Verdauung, hilft bei Blähungen, bildet Knochensubstanz und Gewebe.
Elemente: Aluminium, Kalzium, Kupfer, Xenon, Arsen, Helium, Selen.

Gelb: Anregend für das motorische Nervensystem, anregend für das Lymphsystem, fördert die Produktion von Verdauungssäften und den Stuhlgang, wirkt gegen Würmer und Parasiten, ist stimmungsaufhellend.
Elemente: Natrium, Magnesium, Kohlenstoff, Platin.

Gelbgrün: Günstig für den Stoffwechsel bei chronischen Krankheiten, wirkt entschleimend, knochenaufbauend, gehirnanregend, unterstützt die Tätigkeit der Thymusdrüse, leichte abführende Wirkung.
Elemente: Phosphor, Jod, Eisen, Silber, Gold, Schwefel, Neodym.

Grün: Regt die Hirnanhangdrüse an, fördert die Neubildung von Muskeln und Gewebe, zerstört Mikroorganismen, Krankheitskeime und Bakterien.
Elemente: Stickstoff, Chlor, Radium.

Türkis: Günstig für den Stoffwechsel bei akuten Erkrankungen, dämpft die Gehirntätigkeit, hautbildend, auch bei Verbrennungen.
Elemente: Quecksilber, Nickel, Zink, Fluor.

Blau: Hilft gegen Juckreiz, ist schweißtreibend, wirkt gegen Fieber und Entzündungen, regt die Zirbeldrüse an.
Elemente: Cäsium, Sauerstoff.

Indigo: Beruhigt die Schilddrüse, beruhigt die Atmung, wirkt adstringierend, eiterhemmend und blutstillend, fördert die Bildung von Phagozyten (Fresszellen), wirkt schmerzlindernd und beruhigend.
Elemente: Blei, Ionium, Wismut.

Violett: Wirkt beruhigend auf das Nervensystem, regt die Milz an, wirkt muskelentspannend, wirkt hemmend auf die Lymphdrüsen und Bauchspeicheldrüse, fördert die Bildung von Leukozyten.
Elemente: Gallium, Kobalt, Radon.

Purpur: Verringert die Schmerzempfindlichkeit, fördert den Schlaf, kräftigt die Venenfunktion, verringert den Blutdruck

220

(gefäßerweiternd, pulssenkend), wirkt fiebersenkend (auch bei Malaria), dämpft den Geschlechtstrieb.
Elemente: Brom, Terbium.

Magenta: Wirkt ausgleichend auf den Gefühlsbereich, stärkt Herz, Kreislauf, Nieren und Fortpflanzungssystem.
Elemente: Lithium, Kalium, Strontium.

Scharlachrot: Regt Nieren und Nebennieren an, stärkt die Funktion der Arterien, erhöht den Blutdruck (gefäßverengend, pulsbeschleunigend), erleichtert die Geburt, regt den Gefühlsbereich an, wirkt als Aphrodisiakum.
Elemente: Argon, Mangan.

Die übergreifende Klassifizierung der Farben

Rot, Gelb und Scharlach wirken anregend (tonisierend) und sind dem Tag zugeordnet.

Blau, Violett und Purpur wirken beruhigend (sedierend) und sind der Nacht zugeordnet.

Grün wirkt ausgleichend (harmonisierend) im körperlichen (physischen) Bereich.

Magenta wirkt ausgleichend (harmonisierend) im geistig-seelischen (psychischen) Bereich.

In der Aufzählung der zwölf Farben haben wir zu jeder Farbe die wichtigsten ihr zugeordneten Elemente aufgeführt. Die Zuordnung einer Farbe zu einem chemischen Element geschieht durch eine exakte physikalische Untersuchung mittels eines Spektroskops. Diese Untersuchung ermöglicht es, bestimmte Spektralfarblinien (die sogenannten Fraunhofer-Linien) jedes Elements sichtbar zu machen. Die Farben Orange und Gelbgrün haben zum Beispiel eine aufbauende Wirkung auf die Knochen; es sind dies die Spektralfarben von Phosphor und Calcium. Purpur wirkt schlafeinleitend; es ist die Spektralfarbe von Brom, das bekanntlich beruhigend wirkt.

Syntonics

Die Grundlagenarbeit für die als »Syntonische Phototherapie« bezeichnete Behandlungsform durch Licht über die Augen leistete Dr. Harry Spitler von 1920 bis 1930. In den vergangenen Jahrzehnten hat Dr. Jacob Liberman diese Methode weiterentwickelt und dokumentiert.

Dr. Spitler bezeichnete die Therapie als »syntonisch«, abgeleitet von dem Wort »Syntonie«, das heißt »im Gleichgewicht befindlich«, bezogen auf ein ausgeglichenes Nervensystem. Die Grundlage des Systems ist der Ausgleich der biochemischen Vorgänge über eine Beeinflussung der Verbindung zwischen Netzhaut und Hypothalamus.

Kontrollierte klinische Studien durch Dr. Robert Michael Kaplan und Dr. Jacob Liberman ergaben durch Syntonische Phototherapie verbesserte Sehleistungen, Gedächtnisleistung und geistige Leistungen.

Der vermutete Wirkmechanismus von Syntonics: Farb- und lichtsensitive Zellen in der Netzhaut wandeln das Licht, das auf das Auge trifft, in elektrische Impulse um. Nicht alle lichtempfindlichen Nerven im Auge dienen aber dem Sehen, manche verbinden die Netzhaut direkt mit verschiedenen Bereichen im Gehirn, wie zum Beispiel dem Hypothalamus und der Zirbeldrüse. Diese Bereiche beeinflussen elektrische, chemische und hormonale Prozesse, die viele Körperfunk-

222

tionen steuern wie Schlaf, Körpertemperatur, Verdauung, Stimmungslage, sexuelle Funktionen und das Immunsystem. Die Regulation vieler Körperfunktionen ist also ein »Nebennutzen« der Verarbeitung von Licht durch das Auge und durch das Nervensystem.

Lichttherapie heute

Licht hat heutzutage einige bewährte und anerkannte Anwendungen in der Medizin: Es gibt spezielle Lampen zur Behandlung von Saison-Abhängiger Depression (SAD) oder »Winterdepression«, UV-Licht wird in der Therapie von Psoriasis-Patienten angewendet, Sonnenlicht wird oft als hilfreich gegen Gelbsucht bei Neugeborenen empfohlen. Nicht zu vergessen ist das Sonnenlicht als wichtiger Faktor zur Vitamin-D-Synthese bei gesunden wie kranken Menschen.

Die moderne Lichttherapie gegen SAD stammt aus den 1980er-Jahren. Damals entdeckte man die schädlichen Einflüsse von Lichtmangel, die zu Depression, Schlaf- und Konzentrationsstörungen sowie Antriebsschwäche führten. Der Grund für diese Probleme besteht darin, dass bei zu wenig Tageslicht der natürliche körperliche Tagesrhythmus (der sogenannte Circadiane Rhythmus) durcheinandergerät. Wir haben sozusagen eine innere Uhr eingebaut, die die Körperfunktionen im Tagesverlauf regelt. Diese Uhr orientiert sich am Wechsel von Tageslicht und Dunkelheit; wenn wir sie verwirren, indem wir die Nacht zum Tag machen oder weite Flugreisen über mehrere Zeitzonen hinweg unternehmen, kommt unser innerer Rhythmus aus dem Gleichgewicht und reagiert mit Krankheitsbildern wie der Saison-Abhängigen Depression (im Englischen Seasonal Affective Disorder) oder dem Jet-Lag.

Für die Behandlung werden spezielle Lampen verwendet, die die gleichen Spektrumanteile enthalten wie Tageslicht kurz nach Sonnenaufgang oder vor Sonnenuntergang – in diesem Licht sind keine UV (Ultraviolett)-Anteile enthalten.

In der Behandlung von Hautkrebs hat man in den vergangenen Jahren gute Ergebnisse durch die Kombination von Lichttherapie mit lichtaktivierten Medikamenten erzielt. Sogar Krebs an inneren Hohlorganen wie Gebärmutter, Blase oder Speiseröhre kann man experimentell bereits erfolgreich mit Licht behandeln. Dabei wird eine lichtempfindliche chemische Substanz in das betroffene Organ gespritzt. Nach einigen Stunden Wartezeit wird diese Substanz über eine Sonde mit gepulstem Laserlicht in Wirkstoffe zersetzt, die mit einer lokalen Genauigkeit von wenigen Zentimetern das Tumorgewebe auflösen. Auf diese Weise wird man vielleicht in Zukunft ohne Operation, Bestrahlung oder Chemotherapie viele Krebsarten erfolgreich bekämpfen können.

Klangtherapie

Ebenso wie die Therapie durch Licht und Farben erscheint die Therapie von Krankheiten durch Klänge auf den ersten Blick erklärungsbedürftig – und doch gibt es auch hier ganz selbstverständlich und täglich angewendete Verfahren: Die Rede ist von der Ultraschallbehandlung. Dabei geht es nicht um das bekannte Diagnoseverfahren mit Ultraschall, das zum Beispiel ermöglicht, ein Kind schon vor der Geburt im Mutterleib sehen zu können (die Fachbezeichnung dafür lautet »Sonografie«). Es gibt auch eine Therapieform, die mit Ultraschall arbeitet und die in der physikalischen Medizin heute weit verbreitet und etabliert ist. »Ultra«-Schall bedeutet, dass Töne oberhalb des hörbaren Bereichs verwendet werden, meist zwischen 20 000 und 800 000 Hertz, das heißt Schwingungen pro Sekunde. Ein gesunder junger Mensch kann Frequenzen von etwa 20 bis 20 000 Hertz wahrnehmen, bei älteren Menschen wird die Bandbreite der hörbaren Frequenzen mit der Zeit immer kleiner.

Bei der Ultraschallbehandlung wird ein Schallkopf auf die zu behandelnde Stelle aufgebracht, die vorher mit Kontaktgel bedeckt wird. Je nach gewünschter Anwendung wird mit Dauerschall oder Impulsschall gearbeitet, man kann entweder die erkrankte Stelle direkt behandeln oder die Nerven stimulieren, die mit ihr verbunden sind. Die Wirkung wird durch Bewegung (Schwingung!) im Gewebe und Wärme (auch diese ist eine Form Schwingung!) erzielt. Wegen der Gefahr von Verbrennungen muss Ultraschall von geschultem Fachpersonal eingesetzt werden und ist in Bezug auf Anwendungsort und Kontraindikationen (Gegenanzeigen) eingeschränkt.

Anwendungsgebiete für Ultraschall sind vor allem Erkrankungen des Bewegungsapparats: Muskel- und Sehnenschmerzen, Brüche und Myalgien.

Viel weniger bekannt als die Ultraschalltherapie ist die Therapie mit Schall im hörbaren Bereich, also Frequenzen, die unterhalb von 20 000 Hertz (oder 20 Kilohertz) liegen. Zum Teil werden auch Schallwellen unterhalb der Hörgrenze, sogenannter Infraschall, verwendet.

Diese Disziplin wird medizinisch meist als Sonotherapie bezeichnet. Wissenschaftliche Arbeiten darüber gibt es seit den 1950er-Jahren. Die Anwendungsbereiche der klinischen Sonotherapie liegen hauptsächlich in der Therapie von Ulcus Cruris (»offenem Bein«) und Stenosen der Herzkranzgefäße. Teilweise überlappen sich dabei die Einsatzgebiete der Schall- und Ultraschalltherapie.

Anbieter von Sonotherapie in den USA behaupten sogar, dass Behandlungsserien mit ihren Schallgeräten durch das Freimachen der Herzkranzgefäße Herzinfarkte vermeiden können.

Seit einigen Jahren gibt es in Europa Anbieter von sogenannten Klangliegen, die Klänge auf den Körper übertragen. Meist handelt es sich dabei um Liegen aus Holz, in deren Innerem mehrere Lautsprecher angebracht sind. Diese übertragen Signale aus einem internen Generator oder einer externen Klangquelle wie einem CD-Player über den Schwingungskörper der Holzliege auf den Patienten.

Die angebotenen Frequenzen sind entweder Halbtöne im Bereich einer Oktave, denen die Wirkung auf die dem jeweiligen Ton entsprechenden Energiezentren oder Chakren zugeordnet ist. Manche Anbieter liefern auch Tonträger mit »Planetenfrequenzen«. Diese werden aus den Umlaufbahnen verschiedener Planeten unseres Sonnensystems errechnet.

Klangliegen werden meist in der Umgebung komplementärer Heilansätze verwendet. Einige Ärzte nutzen Klangliegen in Kombination mit Akupunkturbehandlungen.

Klangtherapie ist aber viel älter und existierte schon zu einer Zeit, als keine Elektrizität verfügbar war. Das Singen von Mantras, das sogenannte »Vokaltönen«, die Nutzung von Klangschalen aus Bronze (auch als Hilfsmittel zur Klangmassage) sind traditionelle Arten, die Schwingung von Klängen zur Heilung von Geist und Körper zu nutzen.

In der Klangtherapie werden den für die Therapie verschiedener Krankheiten verwendeten Tönen erstaunlich oft dieselben oder ähnliche Eigenschaften zugeschrieben wie den entsprechenden Farben in der Farbtherapie. Farben und Tonfrequenzen kann man relativ einfach ineinander umrechnen:

Wenn man die (sehr hohen) Frequenzen der Lichtwellen bestimmter Farben so oft halbiert, bis man eine Frequenz im hörbaren Bereich erhält, hat man eine Farbe in einen Ton umgewandelt. Auf diese Art kann man beispielsweise ausrechnen, dass die Farbe Violett dem Ton E entspricht.

Wir wissen, dass Farbtherapie und Klangtherapie unabhängig voneinander, an verschiedenen Orten und zu verschiedenen Zeiten entstanden sind.

Wir können also annehmen, dass die Beeinflussung der Körperfunktionen durch Licht und Klang nach sehr ähnlichen Prinzipien funktioniert.

Traditionelle Chinesische Medizin – TCM

Unter Laien ist die Akupunktur vielleicht die bekannteste energetische Therapieform. Sie ist einer der Grundpfeiler der sogenannten Traditionellen Chinesischen Medizin, die kurz auch als TCM bezeichnet wird.

Alle Disziplinen der TCM beruhen auf dem Prinzip des Ausgleichs zwischen den gegenläufigen Energiekomponenten Yin und Yang, die gemeinsam die universelle Lebensenergie Qi oder Chi ergeben. Dieses Gegensatzpaar, das einander bedingt und benötigt, beruht auf der Philosophie des Taoismus, die etwa zweieinhalb Jahrtausende alt ist. Der taoistische Philosoph Lao Tse hat das sehr elegant formuliert: »Sein und Nichtsein erzeugen einander.«

Die männliche (Yang) und weibliche (Yin) Energie sind idealerweise im perfekten Einklang, Gleichklang und Ausklang, ganz wie in einer perfekten Ehe. So, wie es Letztere so gut wie nie gibt, ist auch das Gleichgewicht der Energien in unserem Körper dauernd in Gefahr, in bestimmten Bereichen oder insgesamt in die eine oder andere Richtung zu kippen.

Die Heilmethoden der TCM sind wesentlich leichter zu begreifen, wenn man dieses Prinzip des Energieausgleichs erst einmal verstanden hat. Während der westliche Schulmediziner das schadhafte Organ zu finden und zu reparieren versucht, trachtet der TCM-Arzt danach, dem Körper geregelte energetische Verhältnisse zu verschaffen, damit dessen Regelkreise sich selbst um das Problem kümmern können. Dieses Vorgehen weist große Übereinstimmungen mit den Mechanismen auf, die in diesem Buch zum Thema »Selbstheilung« beschrieben sind.

Die Traditionelle Chinesische Medizin hat in China selbst eine interessante Entwicklung absolviert: In der Zwischenkriegszeit des 20. Jahrhunderts sollte sie als Überbleibsel der alten Feudalzeit abgeschafft werden, blieb aber aufgrund des hartnäckigen Widerstands der Bevölkerung erhalten. Während der Gräuel der Kulturrevolution unter Mao Zedong fielen sehr viele der traditionellen TCM-Ärzte und -Meister den »Umerziehungsprogrammen« zum Opfer; die Regierung plante die Medizin auf moderne westliche Standards umzustellen. Schnell stellte man allerdings fest, dass so die medizinische Versorgung der riesigen Bevölkerung nicht aufrechtzuerhalten war. Als rasches Hilfsmittel besann man sich auf die traditionellen Verfahren und begann, in Schnellsiedekursen innerhalb von wenigen Monaten eine große Zahl sogenannter »Barfuß-Ärzte« auszubilden, die in den ländlichen Gebieten praktizierten.

Heute hat sich in China die Qualität sowohl der traditionellen Heilverfahren als auch der modernen Medizin stabilisiert, und die beiden Richtungen sind auch recht gut integriert.

Akupunktur

Die bekannteste Ausformung der TCM ist sowohl in Asien als auch in der westlichen Welt wohl die Akupunktur. Bei dieser Methode werden dünne Nadeln (die nur einmal verwendet werden) in bestimmte Punkte der Haut gestochen und bleiben dort 20 bis 30 Minuten stecken. Diese Punkte liegen auf den Meridianen oder Leitbahnen, das sind Energiebahnen, durch die nach den Theorien der TCM die Lebensenergie Qi fließt. Die Nadeln regen den Fluss dieser Körperenergie an und schaffen einen Ausgleich zwischen den energetischen Gegensätzen Yin und Yang.

Die beste Wirkung erzielt die Akupunktur bei funktionellen und vegetativen Störungen sowie als effektive und nebenwirkungsfreie Schmerztherapie.

Sonderformen der Akupunktur sind die Ohr-Akupunktur nach Nogier und die Schädelakupunktur nach Yamamoto. Die Ohr-Akupunktur beruht auf der Annahme, dass die einzelnen Teile und Organe des Körpers als Reflexzonen am Ohr abgebildet sind, in etwa in der Form eines verkehrt in der Embryostellung liegenden Kindes. Die Stimulation der betreffenden Punkte kann mit Nadeln oder mit den Fingern erfolgen.

Die Schädelakupunktur nach Yamamoto bildet das gesamte Therapiespektrum an wenigen Punkten am Kopf ab.

Sonstige Verfahren und Mittel

Neuraltherapie, Wasser und Geistheilung

Einige Heilverfahren, die als Alternative oder Ergänzung zu pharmazeutischen Therapien dienen können, wollen nicht so recht in die gängigen Einteilungen oder »Schubladen« passen. Das macht ja auch nichts, solche Schubladen sind schließlich nur Hilfsmittel beim Denken, aber nicht wirklich wichtig.

Daher gebe ich Ihnen in diesem Kapitel Informationen zu Heilverfahren, die in keines der anderen Kapitel passen und eine recht interessante Zusammenstellung ergeben: Neuraltherapie, Wasser und Geistheilung.

Neuraltherapie

Die Neuraltherapie heilt verschiedene Krankheiten durch Injektion an bestimmte Punkte des Körpers. Die Wirkung entsteht dabei nicht direkt über die Injektion, sondern durch eine Auslösung chemo-elektrischer Vorgänge in den einzelnen Körperzellen; ähnliche Wirkmechanismen beanspruchen auch andere Heilverfahren, etwa die Magnetfeldtherapie.

Die Injektion kann verschiedene Kombinationen von Lokalanästhetika (Schmerzmitteln) enthalten, es muss jedoch immer Procain dabei sein, ein heute eigentlich überholtes Mittel, das aber aufgrund seiner chemo-elektrischen Eigenschaften für die Neuraltherapie unerlässlich ist.

Die genaue Einstichstelle der Injektionen kann entweder aufgrund der Segmenttherapie oder an sogenannten Störzonen erfolgen. Sie muss also nicht mit der Stelle identisch sein, wo der Schmerz sitzt.

Die Anwendungsgebiete für die Neuraltherapie sind vor allem chronische Erkrankungen, hauptsächlich entzündliche Zustände und Schmerzen, etwa durch Migräne oder im Bewegungsapparat. Die erste Patientin, an der die Neuraltherapie »irrtümlich« aufgrund der Verwendung einer vertauschten Ampulle entdeckt wurde, litt unter starker Migräne. Der behandelnde Arzt war übrigens ihr eigener Bruder.

Weitere Anwendungsgebiete der Neuraltherapie sind Augenerkrankungen, Herz- und Atembeschwerden, verschiedene Magen- und Darmerkrankungen sowie Erkrankungen der Harn- und Geschlechtsorgane.

Die Stellung der Neuraltherapie im rechtlichen und medizinpolitischen Sinn ist ganz ähnlich wie bei der Akupunktur: Es gibt keine offiziell anerkannten (das heißt durch die Industrie gesponserten und ins medizinische Lehrgebäude aufgenommenen) Nachweise für die Wirkung, aber es gibt trotzdem regional verschieden geregelte Aus- und Fortbildungen mit Prüfungen und Diplomen, die die Voraussetzung für das Anbieten und Praktizieren dieser Technik durch Ärzte sind.

Geistheilung

Eine völlig andere Sache ist die Geistheilung. Schon der Name ist schwierig zu definieren und irreführend. Es geht dabei nicht um »Geister«, sondern um den menschlichen Geist, sowohl den des Therapeuten als auch um den des Patienten. Die etablierte Medizin wird wahrscheinlich aufheulen, wenn man in diesem Zusammenhang von »Patienten« und »Therapeuten« spricht. Ich verwende diese Bezeichnungen hier allerdings in einem rein technischen und nicht medizinischen Wortsinn.

Zudem ist »Geistheilung« ganz sicher die am wenigsten genau definierte Disziplin aller Heilverfahren, die in diesem Buch beschrieben und der pharmazeutischen Behandlung gegenübergestellt sind. Die Mehrzahl der geistheilerischen Techniken haben eine religiöse oder zumindest spirituelle Komponente: Der Exorzismus, also die Teufelsaustreibung, ist zum Beispiel eine heute noch gültige Institution in der katholischen Kirche und wurde letztmalig vor elf Jahren offiziell neu formal geregelt. Man weiß, dass Exorzismus oft bei Menschen angewandt wurde, die eigentlich an Epilepsie oder an psychischen Erkrankungen leiden. Auch schamanische Rituale, Handauflegen, Gebets- und Fernheilung sowie ähnliche Verfahren können alle unter dem Oberbegriff der Geistheilung gesehen werden.

In vielen Ländern der Dritten Welt werden Techniken der Geistheilung heute noch (für die Patienten) ganz selbstverständlich mit den Mitteln der »modernen« Medizin kombiniert, sozusagen als »Versicherung«, wenn die jeweils andere Variante nicht funktionieren sollte.

Wenn wir uns verdeutlichen, was im ersten Abschnitt dieses Buches über die Selbstheilungskräfte unseres Körpers und über die Wunder des Placeboeffekts gesagt wurde, sind die Effekte von Geistheilungstechniken keineswegs so verblüffend, wie man auf den ersten Blick glauben würde. Und auch in unserem Kulturkreis sind wir von geistigen Einflüssen im Heilprozess nicht so unabhängig, wie wir vielleicht glauben: Der Besuch bei einem prominenten Mediziner, der viele Titel trägt und bei dem man nur schwer einen Termin bekommt; ein kompliziert klingendes und eindrucksvolles neuartiges Heilverfahren, von dem viel in der Zeitung steht und das wir nicht genau verstehen; ein gerade erst zugelassenes hochwirksames Medikament, dessen Kosten die Kassen noch nicht übernehmen: Alle diese Dinge können zu unserer Genesung beitragen, bevor überhaupt noch in unserem Körper irgendein chemischer oder biologischer Prozess ins Laufen gekommen ist.

Eine der eindrucksvollsten und komplettesten Aufzählungen von Indikationen und Techniken in der Geistheilung ist sicher in der *Bibel*, im Neuen Testament, enthalten. Jesus heilte Aussatz, Blindheit, die Bluterkrankheit, Cholera, Fieber, Geisteskrankheiten, Gicht, Husten, Lähmungen, Stummheit, Tollwut und anderes mehr. Die Techniken, derer er sich dabei bediente, waren Sprache, Anhauchen, Handauflegen und Energieübertragung durch Textilien (Tücher).

Wasser

Die Überleitung von der Geistheilung zur Heilung durch Wasser ist interessant. Auch die Heilung von Krankheiten mittels Wasser ist ein sehr breit gespannter Oberbegriff, der ganz verschiedene Dinge bedeuten kann; solche, die jeder weiß, solche, die die Krankenkasse bezahlt, und solche, für deren Wirksamkeit vielleicht ein starker Glaube notwendig ist.

Allseits bekannt ist wohl die gesundheitliche Wirkung von Wassermangel und wie man diesen vermeidet. Wasser ist einer der wichtigsten Bestandteile einer ganzen Menge von wichtigen Körperfunktionen, unser gesamter Körper besteht ja auch zum Großteil aus Wasser.

Ein erwachsener Mensch braucht pro Tag mindestens zwei Liter Wasserzufuhr; in diese Menge ist aber auch der Wassergehalt einzurechnen, der in fast jeder festen Nahrung enthalten ist. Die These, dass Getränke wie Kaffee, schwarzer Tee, Limonaden oder Bier für die Berechnung des Wasserhaushalts »nicht gelten«, weil sie osmotisch (wasserentziehend) wirken, wird in letzter Zeit vielfach als überholt angesehen. Wassermangel im Organismus kann aus verschiedenen Gründen auftreten, die häufigsten sind Wasserverlust wegen Durchfallerkrankungen, falscher Lebensstil mit falscher Ernährung und das nachlassende natürliche Durstgefühl bei älteren Menschen.

Eine akute Austrocknung, medizinisch Exsikkose genannt, ist relativ einfach festzustellen: Die typischen Symptome sind verminderte Harnausscheidung, Verstopfung und Nierenschmerzen. Vor allem aber kann man Austrocknung daran erkennen, dass eine Hautfalte, die man vom Handrücken wegzieht, nicht sofort wieder von selbst zurückgezogen wird.

Eine langfristige, schleichende Austrocknung ist viel schwerer festzustellen, und ihre Symptome werden vielfach als typische Zivilisationskrankheiten gedeutet und pharmazeutisch behandelt. Vor allem weit verbreitete Krankheiten wie Arthrose, also der Verfall der stark wasserhaltigen Gelenksknorpel, und chronische Entzündungen sind interessante Kandidaten für Wassermangel als einen »versteckten« Auslöser.

Ein iranischer Arzt namens Fereydoon Batmanghelidj hat bereits vor 30 Jahren die These aufgestellt, dass eine Vielzahl von Krankheiten allein durch Wasserzufuhr geheilt werden könnten, zum Beispiel Magengeschwüre oder rheumatische Erkrankungen. Er entdeckte dies, als er im Iran inhaftiert und als Gefängnisarzt eingesetzt war. Da ihm außer Wasser keine Heilmittel zur Verfügung standen, versuchte er mit Erfolg, seine Mithäftlinge mit Wasser zu behandeln, in den meisten Fällen gegen schmerzende Magengeschwüre. Nach seiner Flucht in den Westen publizierte er seine Erkenntnisse in Büchern wie *Sie sind nicht krank – Sie sind durstig!* und stellte seine Erkenntnisse und Theorien auf teilweise recht drasti-

sche Weise dar. Während man annehmen kann, dass Magen-
und Darmbeschwerden in vielen Fällen auf einen gestörten
Wasserkreislauf zurückzuführen sind und Schmerzen, die
durch Magengeschwüre verursacht werden, tatsächlich oft
durch ein oder zwei Glas Wasser gedämpft werden können,
sind einige der weiterführenden Hypothesen von Dr. Batmanghelidj doch mit Vorsicht zu genießen: etwa die Annahme,
dass auch Krebs oder Multiple Sklerose durch ausreichenden
Konsum von Wasser positiv zu beeinflussen seien. Auch die
Tatsache, dass er nach seiner Flucht aus dem Iran bis zu
seinem Tod gar keine Patienten mehr behandelt hat, macht
eine Beurteilung seiner Thesen nicht gerade leichter.

Jedenfalls ist die Empfehlung, ausreichend Wasser zu trinken,
eine der wenigen gesundheitlichen Ratschläge und Richtli-
nien, die wohl kaum von jemandem angezweifelt werden.

Eine weitgehend anerkannte und viel praktizierte Heilmetho-
de mit Wasser ist die Hydrotherapie in der Kneipp-Medizin.
Pfarrer Sebastian Kneipp aus dem Allgäu entwickelte Mitte
des 19. Jahrhunderts im Selbstversuch sein System von Bädern, Güssen und Wassertreten. Er stützte sich dabei auf die
Arbeiten der Ärzte Siegmund und Johann Hahn, Vater und
Sohn, genannt die »Wasserhähne«, die schon hundert Jahre
zuvor die Hydrotherapie, also die Wassertherapie, in einem
Buch beschrieben hatten. Obwohl die Kneipp-Medizin außer
den Wasseranwendungen auch noch Phytotherapie, Bewe-
gungs- und Ernährungsprogramme umfasst, ist doch im
Volksmund »Kneippen« meist mit Wasseranwendung in der
Therapie und Kur identisch.

Die wichtigsten Indikationen für Kneipp-Anwendungen sind
heute Erkrankungen des Bewegungsapparats und Herz-Kreislauf-Erkrankungen inklusive zu hohem oder zu niedrigem
Blutdruck. Ursprünglich nahm man an, dass die gesundheit-

lichen Wirkungen der Kneipp-Anwendungen durch eine »Abhärtung« des Körpers zustande kämen, heute weiß man aber, dass vor allem die Abfolge des Zusammenziehens und Erweiterns der Gefäße durch den äußeren Reiz, gefolgt von einer Erwärmungsreaktion, für die Wirkung verantwortlich ist.

Eine Art der Hydrotherapie, die auf den ersten Blick der Kneipp-Hydrotherapie sehr zu ähneln scheint, ist die Thalasso-Therapie, die vor allem in Frankreich eine lange Tradition hat, seit einigen Jahren aber auch in Norddeutschland praktiziert wird. Die Bäder und Güsse werden bei der Thalasso-Therapie allerdings mit vorgewärmtem, frischem Meerwasser, teilweise auch mit Algenschlamm, durchgeführt und sind dadurch angenehmer für den Patienten. Die Wirkung der Thalasso-Therapie wird hauptsächlich auf die Mikroorganismen zurückgeführt, die im Meerwasser und im Algenschlamm enthalten sind. Thalasso wird traditionell gegen Erkrankungen des Bewegungsapparats, Durchblutungsstörungen und Stresserscheinungen eingesetzt.

Die traditionelle Bädertherapie oder Balneologie verwendet spezielle Wässer, die verschiedene Stoffe mit Heilwirkung enthalten, etwa Schwefel-, Salz- (Sole-), Jod- oder Moorbäder. Fast alle diese Varianten der Balneologie werden in der Therapie von rheumatischen Erkrankungen angewendet.

Nachdem wir mit Kneipp und Balneologie einige kassenerstattungsfähige und akademisch anerkannte Heilmethoden erörtert haben, wollen wir zum Abschluss noch eine Variante der Therapie mit Wasser ins Spiel bringen, die mit Sicherheit nicht so schnell ihren Weg ins medizinische Establishment finden wird: die Therapie mit »energetisiertem« oder »belebtem« Wasser, nach dem Marktführer auf diesem Gebiet auch oft »Granderwasser« genannt.

236

Diesem speziell behandelten Wasser werden verschiedene gesundheitliche Wirkungen nachgesagt, aber auch physikalische Verbesserungen, etwa die Bindung von Kalk im Wasser, sodass bessere Erfolge bei der Wäsche und weniger Wartungsaufwand bei Industrieanlagen erzielt werden.

Die Behandlung des belebten Wassers erfolgt üblicherweise durch Verwirbelung, durch ferromagnetische oder elektromagnetische Einflüsse, durch den Kontakt mit bestimmten Substanzen, etwa Edelsteinen, oder durch eine Kombination dieser Techniken. Die theoretische Begründung für die verbesserten Eigenschaften des energetisierten Wassers lautet, vereinfacht dargestellt, wie folgt: Wasser ist chemisch beschrieben H_2O, also ein Molekül, das aus zwei Atomen Wasserstoff und einem Atom Sauerstoff zusammengesetzt ist. Ein Glas Wasser ist aber nicht eine wahllos »zusammengeschüttete« Ansammlung dieser Moleküle. Die Moleküle gehen untereinander Verbindungen in verschiedener Form ein, die man als »Cluster« bezeichnet, was auf Englisch so viel bedeutet wie »Haufen«, »Klumpen« oder »Gruppe«. Diese starke Bindungsfähigkeit ist der Grund, warum Wasser eine relativ stabile Substanz ist, die für ihre Masse einen ziemlich hohen Schmelz- und Siedepunkt aufweist.

Als Beispiel für eine mit bloßem Auge sichtbare Clusterbildung wird meist die kristalline Struktur von Schneeflocken oder Eiskristallen angeführt.

Diese Cluster können nun nach den Angaben der Proponenten der Wasserbelebung sowohl besonders gut Schwebstoffe transportieren und dadurch Schadstoffe im Körper binden und ausschwemmen als auch durch ihre Form und Struktur Informationen speichern und transportieren. Eine ähnliche Argumentation führen auch die Befürworter der Homöopathie an, die sich als Disziplin der »Informationsmedizin« einordnet. Da in der Homöopathie ab der 23. Verdünnung im Verhältnis 1:10 rein rechnerisch kein einziges Molekül der ursprünglichen Wirksubstanz mehr vorhanden ist, kann also auch hier nur die »Information« des Stoffs an den Körper weitergegeben werden, nicht der Stoff selbst.

Die Anbieter von belebtem Wasser führen in ihrer Argumentation als theoretische Grundlage ihrer Produkte oft die Arbeiten des Österreichers Viktor Schauberger an; dieser hat sich allerdings hauptsächlich mit der Strömungstechnik auf dem Spezialgebiet der Holzschwemmanlagen beschäftigt, eine früher sehr wichtige Technologie für den Holztransport. Er erzielte auf diesem Gebiet erstaunliche Erfolge, konnte die Kosten für den Holztransport auf ein Zehntel des bisher Üblichen senken und wurde in vielen Ländern für den Bau solcher Anlagen beschäftigt. Zur Beschreibung seiner Technologie entwickelte Schauberger eine eigene, schwer verständliche Ausdrucksweise, die bis heute seiner Arbeit eine esoterische und geisteswissenschaftliche Anmutung verleiht, die über das rein Technische hinausgeht. Aus diesem Grund wird er wohl als Patron der wasserbelebenden Branche immer wieder zitiert, ohne sich dagegen wehren oder dazu Stellung nehmen zu können. Viktor Schauberger starb 1958.

Die tatsächliche Beurteilung der Wirkung von energetisiertem Wasser ist schwierig. Einerseits hat die Argumentation der Hersteller eine nicht zu leugnende spirituelle und religiöse Komponente – gerade Johann Grander beruft sich immer wieder auf göttliche Eingebungen und Christuserscheinungen. Auch ist die Marktdurchdringung mit Wasserbelebung in ländlichen Gebieten wesentlich höher als in Großstädten, analog zur »Marktsituation« christlicher Kirchen. Andererseits haben, wie bei vielen anderen komplementärmedizinischen Disziplinen, beide Seiten, gläubige Befürworter wie erbitterte Gegner, sehr persönliche Interessenlagen. Die einen schützen ihre Ämter, ihre akademischen Positionen und ihre Privilegien, die anderen haben ein kommerzielles Interesse am Verkauf der Produkte.

Im Fall des belebten Wassers ist, egal wer recht hat, ein positiver gemeinsamer Nenner zu verzeichnen: Wasser trinken ist auf jeden Fall gesund und empfehlenswert! Bei vielen Krankheiten ist der Ausgleich des Wasserhaushalts tatsächlich ein wichtiger Bestandteil eines ganzheitlichen Heilungsprozesses, ganz ohne dass man dabei fest an etwas glauben muss.

Erwachsene sollten zum kurzfristigen Ausgleich des Wasserhaushalts ungefähr drei Liter Wasser pro Tag zu sich nehmen, Kinder zwei Liter. Drei Liter? Das klingt wie ein riesiger Eimer voll Wasser, den kein normaler Mensch bewältigen kann! In der Praxis ist das gar nicht so schwer: Teilen Sie sich diese Menge in Portionen von einem Viertelliter ein und setzen Sie bestimmte Uhrzeiten und Anlässe fest, wann Sie jeweils ein Glas trinken, zum Beispiel vor und nach dem Frühstück, während der Arbeitspause, wenn Sie nach Hause kommen und so weiter. Sie können sich auch an Ihrem Arbeitsplatz einen Wasserkrug auf den Tisch stellen, so werden Sie Wasser trinken, einfach weil es da ist.

Ein weiterer guter Trick aus der Praxis ist, zu jedem alkoholischen Getränk beim Essen und zu jeder Tasse Kaffee ein Glas Wasser zu bestellen.

Nachwort

Nun bin ich also mit der Arbeit an diesem Buch fertig. Ich habe sechs Monate meines Lebens länger gebraucht, als ursprünglich geplant war; ich habe durch diesen ungeahnt hohen Aufwand auf viele private und geschäftliche Aktivitäten und auf Zeit mit meiner Familie verzichten müssen. Ich weiß auch nicht, ob mein Verleger, den ich mehrmals mit zuckersüßen Worten zu einer Verlängerung der Abgabefrist überreden musste, jemals wieder mit mir sprechen wird.

Ein paar Dinge möchte ich Ihnen zum Abschluss noch sagen oder schreiben, die mit der Kernaussage des Buches nichts zu tun haben, daher setze ich sie an diese Stelle.

Die wenigen unter Ihnen, die gewohnt sind, wissenschaftliche Literatur zu lesen, werden vielleicht das gänzliche Fehlen von Fußnoten oder Quellenangaben in diesem Buch bemerkt haben. Das hat einen einfachen Grund: Dieses Buch ist für ganz normale Menschen geschrieben, nicht für Mediziner oder sonstige Wissenschaftler. Jeder Mensch hat einen Organismus, der nach dem immer gleichen Bauplan konstruiert ist, wohl jeder Mensch wünscht sich, gesund zu bleiben, und fast jeder Mensch möchte darüber etwas wissen. Ich finde, jeder hat ein Recht darauf, solche Dinge zu erfahren, auch wenn er keine Vorbildung auf dem Fachgebiet hat oder nicht gewohnt ist, Fachliteratur zu lesen.

Deshalb habe ich dieses Buch so leicht verständlich geschrieben, wie es mir möglich ist, und gleichzeitig versucht, so viel wie möglich an wichtiger Information zu bieten. Deshalb habe ich aber auch darauf verzichtet, den leicht fasslichen Lesefluss zu unterbrechen durch Fußnoten, die die untere Hälfte jeder Seite bedecken, und durch Quellenangaben und Literaturverzeichnisse, die länger sind als der Textteil des Buches.

Wenn Sie zu der kleinen Minderheit unter den Lesern dieses Buches gehören, die wissenschaftliches Arbeiten gewohnt sind, dann werden Sie wahrscheinlich auch wissen, wie man einen Zugriff auf die *Medline*-Datenbank formuliert oder wie man eine Fachbibliothek benutzt – und werden dadurch weitergehende Informationen selbst finden können. Wenn Sie aber das Fehlen von Quellenangaben als Vorwand nehmen wollen, um die Inhalte des Buches aus grundsätzlichen Erwägungen anzuzweifeln, etwa weil Sie Komplementärmedizin grundsätzlich ablehnen: In diesem Fall hätte ich Sie wohl auch mit der größten und eindrucksvollsten Sammlung an Literatur und Studien nicht überzeugen können!

Ein weiterer Gedanke zu einem anderen Thema, den ich Ihnen noch übermitteln will: Vieles in diesem Buch konnte ich nur recht oberflächlich ansprechen, zum einen, weil es vielleicht für die Kernaussage des Buches nicht so wichtig war, zum anderen, weil das Buch leicht zu lesen und daher flüssig und von überschaubarem Umfang sein soll.

Wenn Sie zu einigen Aspekten dieses Buches mehr erfahren wollen, empfehle ich Ihnen zwei Bücher, die seriös, interessant und spannend über einzelne Themen des Medizingeschäfts berichten.

Eines davon ist *Bittere Pillen* von Kurt Langbein, Hans-Peter Martin und Hans Weiss. In diesem sehr umfangreichen Nachschlagewerk mit über 1100 Seiten sind mehr als 15 000 Medikamente und Naturheilmittel aufgeführt und viele davon nach Nützlichkeit, Sinnhaftigkeit und Schädlichkeit bewertet. Ich habe mir für die Arbeit an diesem Buch extra die aktuelle Ausgabe geholt (*Bittere Pillen* ist vor 27 Jahren zum ersten Mal erschienen, wird laufend aktualisiert und ist derzeit in der 79. Auflage erhältlich), sie aber kaum verwendet, weil *Bittere Pillen* einen anderen Zweck verfolgt. Auf jeden Fall ein faszinierendes Buch, auch zum Schmökern für den Laien!

Eine positive grundlegende Tendenz darin: Als die erste Auflage herauskam, wurden mehr als 58 Prozent der in Deutschland erhältlichen Arzneimittel als »wenig zweckmäßig« oder »abzuraten« klassifiziert; in der aktuellen neuesten Ausgabe sind es nurmehr knapp über 18 Prozent!

Falls Sie mehr der geschäftliche Teil der Pharmaindustrie und die Strukturen im Gesundheitswesen interessieren, empfehle ich Ihnen *Das Medizinkartell. Die sieben Todsünden der Gesundheitsindustrie* von Kurt Langbein und Bert Ehgartner. Eine packende Lektüre, vieles davon habe ich selbst genau so erlebt.

Die Tatsache, dass alle Autoren dieser Bücher wie ich Österreicher sind, ist übrigens reiner Zufall.

Ein Buch funktioniert ja, im Gegensatz etwa zum Internet, weitgehend nur in eine Richtung. Vielleicht können wir daran etwas ändern: Falls Sie sich Inhalte in diesem Buch gewünscht hätten, die nicht vorkommen, falls etwas für Sie nicht gut verständlich formuliert war, falls Sie eine gute Idee haben, die Sie mir kostenlos überlassen wollen, dann wenden Sie sich an den Verlag – mit einer E-Mail, einem Fax oder einem Brief. Ich kann wahrscheinlich nicht jedem Leser persönlich antworten, und ich kann auch sicher nicht jede Anregung verwerten, aber ich freue mich aufrichtig über jeden Menschen, der sich mit meinen Gedanken und mit meiner Arbeit befasst und seine eigene Meinung dazu ausspricht!

Ich möchte mit einem Gedanken und einer Nachricht schließen, die Hoffnung geben – Hoffnung für alle Menschen, die den Wunsch haben, dass natürliche und sanfte Heilmethoden mehr als bisher in das Gebäude der Medizin eingebaut und respektiert werden.

Das kann sogar im großen Rahmen funktionieren, wenn die Bevölkerung dahintersteht und sie ihre Vertreter das auch wissen lässt: Im Mai 2009 stimmten alle Schweizer über die Verankerung der Komplementärmedizin in der Bundesverfassung ab. Mit einer überwältigenden Zweidrittelmehrheit wurde die Vorlage angenommen, und die Schweizer Verfassung enthält nun den Satz »Bund und Kantone sorgen im Rahmen ihrer Zuständigkeiten für die Berücksichtigung der Komplementärmedizin«. Ein weltweit erst- und einmaliges Bekenntnis eines ganzen Staates zur Komplementärmedizin auf Verfassungsebene!

Als praktische Folge wird erwartet, dass schon ab dem kommenden Jahr fünf wichtige Disziplinen der Komplementärmedizin den Kassenstatus erhalten, nämlich Homöopathie, Anthroposophische Medizin, Phytotherapie, Traditionelle Chinesische Therapie und Neuraltherapie. Lassen Sie uns hoffen, dass andere Länder diesem Beispiel folgen werden.

Ich danke Ihnen, dass Sie dieses Buch gelesen haben, und wünsche Ihnen Glück und Gesundheit!

Georg Salcher

Klosterneuburg, im Sommer 2010

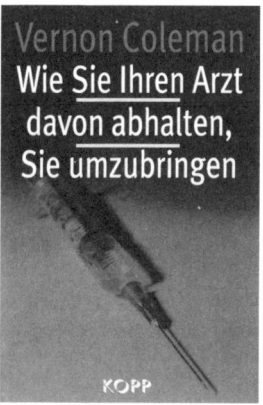

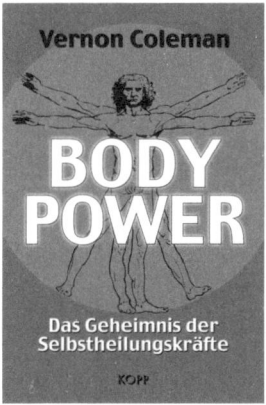

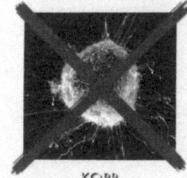

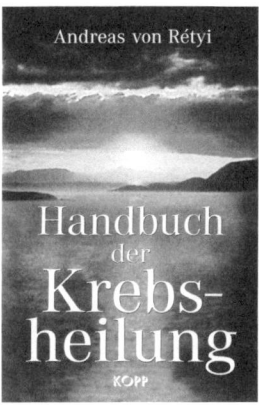

Andreas von Rétyi

Handbuch
der
Krebs-
heilung

KOPP

**Wie Sie vermeiden, an Krebs zu erkranken – und
wie man das Problem der Krebsheilung effektiv
angehen kann!**

Fast 400 000 Menschen erkranken allein in Deutschland jedes Jahr an Krebs. Für die Betroffenen ist die entsprechende Diagnose oft gleichbedeutend mit einem Todesurteil. Die etablierten Therapien der Schulmedizin – Operation, Bestrahlung, Chemo – sind zudem mit zahlreichen, teils schwerwiegenden Nebenwirkungen verbunden. Doch Krebs ist heute kein Todesurteil mehr!

Unglaublich, aber wahr: Es existieren außerhalb der klassischen Schulmedizin begnadete Ärzte und Naturheiler, die Tausende von Krebspatienten mit natürlichen Mitteln und alternativen Methoden therapiert haben.

Über zehn Jahre lang hat Andreas von Rétyi recherchiert, nach diesen genialen und deshalb heiß umstrittenen Ärzten gesucht. Er hat mit unzähligen Medizinern und Naturheilern gesprochen und deren Patienten befragt. Und er hat sie gefunden – jene Ärzte, die weit über dem Durchschnitt liegende Heilerfolge bei Krebserkrankungen vorweisen können.

»Wenn ich an Krebs erkranken würde, dann würde ich mich auf gar keinen Fall in einem herkömmlichen Krebszentrum behandeln lassen. Es haben nur jene Krebsopfer eine Überlebenschance, die sich von diesen Zentren fernhalten.« *Prof. Charles Mathe,
französischer Krebsspezialist*

*gebunden
352 Seiten
ISBN 3-938516-16-X
22,90 EUR*

KOPP VERLAG
Pfeiferstraße 52
72108 Rottenburg
Telefon (0 74 72) 98 06-0
Telefax (0 74 72) 98 06-11
info@kopp-verlag.de
www.kopp-verlag.de

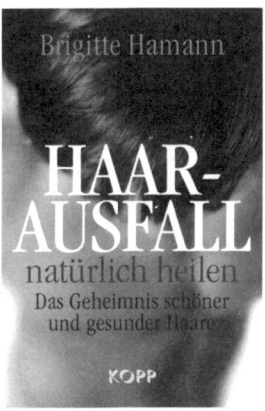